Le problème actuel

de

LA TUBERCULINE

dans la thérapeutique

de la

tuberculose pulmonaire

PAR

Le Dr Ch.-L. FALLOT

PARIS

G. STEINHEIL, ÉDITEUR

2, RUE CASIMIR-DELAVIGNE, 2

1910

Le problème actuel

de

LA TUBERCULINE

dans la thérapeutique

de la

tuberculose pulmonaire

PAR

Le D^r Ch.-L. FALLOT

PARIS

G. STEINHEIL, ÉDITEUR

2, RUE CASIMIR-DELAVIGNE, 2

1910

A LA MÉMOIRE DE MON PÈRE

AUX MIENS

A MES AMIS Maurice GUILLAUME et René MÉGNIN

A M. le Professeur agrégé Fernand BEZANÇON

MÉDECIN DE L'HÔPITAL TENON
CHEVALIER DE LA LÉGION D'HONNEUR

*En témoignage de vive reconnaissance
et de respectueux attachement.*

A MON PRÉSIDENT DE THÈSE

M. le Professeur CHAUFFARD

PROFESSEUR D'HISTOIRE DE LA MÉDECINE ET DE LA CHIRURGIE
MÉDECIN DE L'HÔPITAL COCHIN
MEMBRE DE L'ACADÉMIE DE MÉDECINE
OFFICIER DE LA LÉGION D'HONNEUR

A MES MAITRES DANS LES HOPITAUX

M. le Professeur agrégé Walther
CHIRURGIEN DE L'HÔPITAL DE LA PITIÉ

M. le Docteur Le Gendre
MÉDECIN DE L'HÔPITAL LARIBOISIÈRE

M. le Professeur agrégé Cunéo
CHIRURGIEN DES HÔPITAUX

M. le Professeur Roger
PROFESSEUR DE PATHOLOGIE EXPÉRIMENTALE ET COMPARÉE
MÉDECIN DE L'HÔPITAL DE LA CHARITÉ

M. le Professeur Albarran
PROFESSEUR DE CLINIQUE DES VOIES URINAIRES
CHIRURGIEN DE L'HÔPITAL NECKER

M. le Docteur Arrou
CHIRURGIEN DE L'HÔPITAL DE LA PITIÉ

M. le Docteur Launay
CHIRURGIEN DE LA MAISON DUBOIS

M. le Docteur Triboulet
MÉDECIN DE L'HÔPITAL TROUSSEAU

M. le Docteur Beurnier
CHIRURGIEN DE L'HÔPITAL SAINT-LOUIS

M. le Professeur agrégé Fernand Bezançon
MÉDECIN DE L'HÔPITAL TENON

M. le Docteur Labey
CHIRURGIEN DE LA CONSULTATION DE L'HÔPITAL BEAUJON

M. le Professeur agrégé Demelin
ACCOUCHEUR DE LA MATERNITÉ DE L'HÔPITAL TENON

MM. Capette, Assistant de Chirurgie aux Enfants-Malades, Halbron, Erzbischoff, Israels de Jong, Chef de clinique médicale de la Faculté, Philibert Nau, Assistant de consultation à l'Hôpital Beaujon, Laubry, Huguier, Chirurgien-Adjoint de l'Hôpital Saint-Joseph.

INTRODUCTION

Ayant eu l'occasion de suivre dans le service de notre maître, le Dr Fernand Bezançon à l'Hôpital Tenon, quelques malades atteints de tuberculose pulmonaire traités par la tuberculine, il nous a paru intéressant de rassembler les divers travaux parus sur cette question, et de faire de l'exposé de l'état actuel de la tuberculino-thérapie, le sujet de notre thèse inaugurale.

S'il y a loin, encore aujourd'hui, du *consensus omnium* de l'emploi de la tuberculine pour le traitement de la tuberculose pulmonaire, il y a, en faveur de la méthode, un courant d'opinion assez favorable pour qu'il soit nécessaire de bien connaître dans quelles formes de tuberculose pulmonaire on doit l'employer, quelle est la tuberculine que l'on doit préférer, quelles doses thérapeutiques on doit injecter, et surtout quelle doit être la progression de ces doses. Ce sont là autant de questions qui se posent au début du traitement tuberculinique.

Il en est même de plus graves qui se posent plus tard, pendant le traitement ou à la fin de la cure : Doit-on dans certains cas, cesser ou continuer le traitement, quelle durée doit-il avoir, et peut-il être prophylactique ?

Nous nous contenterons d'exposer les avis les plus autorisés sur ces sujets brûlants.

La question de la tuberculino-thérapie est actuellement

posée, et rien dans l'expérience passée, pas plus que dans l'expérimentation actuelle ne permet d'exprimer un avis catégorique.

Historiquement, les travaux sur la tuberculine peuvent se diviser en trois périodes.

La première période, qui va de 1890 à 1897, ne comporte que la fameuse communication de Koch, les essais qui l'ont suivie, et leur condamnation.

Dans la deuxième période, de 1897 à 1905, nous assistons à l'éclosion de tuberculines nouvelles, de Spengler, Denys, Hirschfelder, Jacobs, Béraneck, Klebs, et, concurremment se multiplient en Allemagne et en Autriche, les travaux confirmatifs et les statistiques.

Enfin, dans la troisième période, qui paraît loin d'être close, nombre d'auteurs cherchent à pénétrer le mode d'action de la tuberculine, en même temps que la nouvelle méthode s'impose dans tous les pays.

C'est la période physio-pathologique de la tuberculinothérapie.

On connaît suffisamment la retentissante séance du 4 août 1890, et le scepticisme qui succéda à un enthousiasme excessif.

On sait moins que c'est à la persévérance des élèves de Koch, et en particulier de Götsch, Spengler, Petruski et Mœller qu'est dû le relèvement de la méthode.

En 1901 Götsch démontre la possibilité d'un traitement complet sans réactions. A la même époque, Petruski institue son traitement par étapes, et nous assistons à des travaux importants pour perfectionner la lymphe de Koch, en même temps que de tous côtés, à l'étranger, surgissent des produits nouveaux tendant à la remplacer : tuberculocidine, tuberculoplasmine, tuberculol, oxytuberculine, tuberculo-albumine, organo-toxine, qui tous eurent une ère éphémère. Il faut en effet, venir jusqu'à Denys, de Louvain, et à Béraneck, tout récemment à Maréchal et Jacobs pour avoir des tuberculines véritablement entrées dans la pratique médicale.

Aujourd'hui, près de vingt ans se sont écoulés depuis les déboires de Koch. Non seulement les dermatologistes ont montré les effets intéressants de la tuberculine dans le traitement des tuberculoses cutanées, mais en Allemagne et en Suisse, la méfiance et l'hostilité ont fait place, chez les médecins de sanatorium surtout, à un optimisme qui peut paraître excessif; car aucune tuberculine connue n'est capable, pas plus qu'un autre médicament, de transformer la tendance évolutive d'une tuberculose pulmonaire, et dans la tuberculose expérimentale, l'action curative de la tuberculine n'est rien moins que démontrée.

Cependant, malgré la gravité de ces objections, tout ce que l'on a appris depuis 1891 sur les effets de la tuberculine a donné nombre d'arguments en faveur de son influence favorable sur beaucoup de tuberculoses pulmonaires et son innocuité entre les mains d'un médecin exercé.

En 1891, on appliquait la méthode d'une manière aveugle.

Aujourd'hui, on n'ignore plus la dangereuse hypersensibilité des tuberculeux vis-à-vis de la tuberculine. On sait surtout qu'il faut éviter les réactions intenses et l'on connaît, depuis la bonne description qu'en a faite Turban (de Davos), les phénomènes réactionnels du foyer tuberculeux.

Dès lors, la tuberculino-thérapie pouvait entrer dans la pratique des médecins spécialisés.

Depuis, Löwenstein a publié une étude d'une grande importance sur l'hypersensibilité vis-à-vis de la tuberculine ; Denys a donné une sorte de manuel de la méthode ; Béraneck, par son enseignement et sa pratique, a beaucoup contribué à son développement ; enfin Sahli a, peut-on dire, vulgarisé la tuberculino-thérapie en abaissant les dangers par une nouvelle méthode de tuberculinisation excessivement prudente.

Malgré toutes ces publications, tous ces travaux, tout cet intense mouvement en faveur de la tuberculine à l'étranger, les partisans de la tuberculine en France sont encore l'exception.

Au Congrès de Paris de 1905, M. Guinard (de Bligny), communiquait les premiers résultats français et son impression était nettement favorable.

L'an dernier, à la Société d'Etudes scientifiques de la tuberculose, M. le Pr Renon concluait aussi en faveur de la tuberculino-thérapie (Bull. méd. 1909).

Mais c'est surtout à M. Küss, d'Angicourt, qu'on doit une étude approfondie de la question. Dans un rapport fait à la Société d'Etudes scientifiques de la tuberculose, en 1909, puis dans une série d'études parues dans le *Bulletin médical*, il a cherché à préciser les conditions d'application de la méthode nouvelle, et surtout la qualité et la quantité de la réaction à atteindre par la tuberculine.

Tous ces travaux n'ont cependant pu vaincre l'indifférence de beaucoup, l'hostilité franche de quelques-uns.

La tuberculino-thérapie en est encore à ses débuts dans notre pays.

NATURE ET FABRICATION DES TUBERCULINES

Nous en tenant aux seules tuberculines de Kock, Denys, Béraneck, Jacobs et Spengler, nous dirons un mot maintenant de la fabrication des tuberculines. Il faut, en effet, savoir à quel produit on a affaire en tuberculino-thérapie.

Mais, décrire tous les produits d'éphémère durée que la tuberculino-thérapie a fait naître, serait fastidieux et inutile. Les seules tuberculines vraiment pratiques et utilisables sont celles que nous allons décrire.

Koch donna la composition de sa tuberculine le 22 octobre 1891. Il prépare un bouillon de veau ordinaire contenant 1 % de peptone et 4 à 5 % de glycérine. Il stérilise, puis il ensemence de telle façon qu'un fragment de culture nage à la surface, et il cultive à 38°. Au bout de six à huit semaines, la culture est mûre. Pour détruire tous les bacilles, on filtre le liquide concentré à travers une bougie de porcelaine, puis on réduit au bain-marie au dixième du volume primitif.

Cette tuberculine primitive se conserve longtemps grâce aux 40 à 50 % de glycérine qu'elle renferme, ce qui la distingue des autres. C'est de cette tuberculine type que Koch est parti pour créer les autres.

Ayant remarqué qu'une grande décharge bacillaire dans l'organisme coïncidait avec une période d'immunité, il essaye de réaliser l'introduction de bacilles tuberculeux

en grande quantité ; mais, avec des germes non modifiés,
ce n'est pas possible. D'autre part, les moyens chimiques
enlèvent aux bacilles leur propriété immunisante tout en
les modifiant. Koch s'adresse alors à des extraits bacillaires ; il mélange des bacilles avec une solution de soude
caustique à 10 °/₀ ; il conserve le tout pendant trois jours à
la température du laboratoire, puis il filtre en neutralisant.

Cette tuberculine contient encore quelques bacilles ;
alors, il réduit mécaniquement les corps bacillaires en
triturant des cultures bien desséchées dans un mortier
d'agathe ; il émulsionne ensuite la masse pulvérisée avec
de l'eau distillée et centrifuge pendant 45 minutes, obtenant ainsi deux couches ; la supérieure, opalescente et ne
contenant plus de germes, l'inférieure, boueuse. Par une
succession d'opérations semblables sur la couche boueuse,
la masse entière de la culture est transformée en une série
de couches liquides absolument transparentes.

Le résidu boueux résultant de la première centrifuga-
tion (T. R.), serait pour Koch la véritable tuberculine ; il
l'additionne de 20 °/₀ de glycérine et la livre en flacons
contenant chacun un cent. cube d'un liquide opalescent,
correspondant à 10 milligrammes de substance solide.

En novembre 1901, Koch recommande un nouveau
produit qui a pour but de renforcer le pouvoir immuni-
sant de la tuberculine. Cette nouvelle tuberculine B. E.
n'est autre qu'une suspension de bacilles écrasés dans de
l'eau à laquelle, pour en assurer la stérilité, il a ajouté
d'abord de la gylcérine et quelques gouttes de formol.

Ces différentes tuberculines sont employées sous forme
de dilutions de dix en dix fois plus fortes.

Pour sa tuberculine, Denys utilise le bouillon filtré du bacille humain. Il emploie du bouillon de bœuf peptonisé additionné de 5 % de glycérine. Après complet développement, on filtre sur Chamberland, et, pour empêcher les infections si souvent reprochées à la T. R., on additionne de 25 cent. cubes de phénol et d'un peu de thymol.

Plus les dilutions sont faibles, plus elles s'altèrent vite; or, comme le principe de la méthode consiste dans l'emploi de dilutions contenant très peu de substances actives, il ne faut pas se servir trop longtemps de chaque dilution.

Pour commencer, Denys n'avait que trois dilutions différentes appelées T^3 (bouillon filtré pur), T^2 (bouillon au dizième T^1 (bouillon au centième); puis, il est arrivé à créer de nouvelles dilutions, et actuellement, on débute par une dilution appelée $T \frac{0}{100000}$ correspondant au bouillon filtré dilué au cent. millionnième. Les dilutions vont de dix en dix.

La tuberculine de Jacobs se rapproche beaucoup de la précédente :

Après évaporation à chaud dans le vide jusqu'à réduction à 8 % du volume primitif, on filtre la culture sur Chamberland. Le liquide ainsi obtenu, mélangé à de la glycérine, constitue une liqueur mère dont les dilutions des titres différents fournissent les sept degrés de T. J., livrée au commerce dans des ampoules de couleurs variées.

Karl Spengler emploie la même technique que Koch; mais il se préoccupe davantage de la provenance des bacilles, et, suivant les cas, il emploie une tuberculine T. O. qui dérive du bacille humain, ou une tuberculine T. B. O. qui dérive du bacille bovin.

Le traitement doit consister à neutraliser l'action du bacille prédominant par la tuberculine opposée. Pour Spengler, en effet, les manifestations tuberculeuses seraient produites par les deux variétés de bacilles, le bacille humain produisant des réactions plus fébriles et plus graves que le bacille bovin.

Tout récemment, quelques auteurs ont préconisé en contradiction avec Spengler, des tuberculines extraites du propre bacille de chacun; ce sont les auto-tuberculines (Rothschild).

La tuberculine de Béraneck a été surtout employée par Sahli, de Berne.

Béraneck a cherché à obtenir une vaccination tuberculeuse en partant d'une toxine ayant une double origine. Les produits de sécrétion des bacilles variant avec les milieux de culture. Béraneck les cultive pendant deux mois à deux mois et demi dans un bouillon de veau alcalinisé par l'hydrate de chaux. Après filtration, le bouillon est évaporé dans le vide jusqu'à consistance sirupeuse; il contient des toxines que Béraneck appelle bacillo-toxines.

Les bacilles eux-mêmes, après avoir été soigneusement lavés, puis séchés dans le vide, sont traités par de l'acide ortho-phosphorique à 1 % qui en extrait les toxines que Béraneck appelle acido-toxines.

La tuberculine Béraneck consiste dans un mélange de bacillo-toxines et d'acido-toxines préalablement diluées.

Pour les usages thérapeutiques, on prend un cent. cube de cette tuberculine qu'on dilue dans 19 cent. cubes d'eau distillée stérilisée. C'est la solution mère de laquelle on artira pour toutes les concentrations suivantes.

On commence par diluer un dizième de cent. cube dans 0^m09 cent. cube de solution physiologique, et on injecte chaque jour un cent. cube de cette dilution; on augmente graduellement les concentrations jusqu'à avoir 5 cent. cubes de tuberculine au vingtième et 5 cent. cubes de sérum physiologique.

Dans le commerce, la tuberculine de Béraneck est livrée en quinze concentrations principales désignées par $\frac{A}{128}$, $\frac{A}{64}$, $\frac{A}{32}$, $\frac{A}{16}$, $\frac{A}{8}$, $\frac{A}{4}$, $\frac{A}{2}$, A, B, C, D, E, F, G, H, la concentration H étant la plus forte. Si nous partons de H $=$ T.B.K., alors G $= \frac{T.B.K.}{2}$, F $= \frac{T.B.K.}{4}$, E $= \frac{T.B.K.}{8}$, etc., etc., de sorte que nous aurons $\frac{A}{128} = \frac{T.B.K.}{16384}$. Chaque solution est deux fois plus forte que la précédente, de sorte qu'une demi-seringue de chaque concentration équivaut à une seringue de la concentration précédente, alors qu'avec l'échelle de Denys, un cent. cube équivaut à un dixième de cent. cube de la dilution suivante, ce qui donne une progression plus dangereuse.

Nous n'insisterons pas plus longuement sur le caractère chimique de toutes ces tuberculines, l'objet de ce travail étant uniquement leur valeur thérapeutique. Disons simplement, avec MM. Gouraud et Krantz, qu'elles contiennent toutes un même corps qui leur confère leur spécificité, et des composants secondaires mal connus, qui, cependant, peuvent entrer en ligne de compte pour leur valeur immunisatrice. Ces composants secondaires peuvent, dans certains cas, avoir une réelle valeur, il est bien certain que les tuberculines à toxines endo-bacillaires, l'emportent à ce point de vue sur les autres.

Il est d'ailleurs bien difficile de fixer son choix en face de cette multitude de produits ; tous les praticiens qui font usage de tuberculine proclament la supériorité du produit qu'ils emploient.

En France, la tuberculine employée le plus fréquemment est celle de l'Institut Pasteur. C'est celle qu'emploient MM. Küss, Rénon, Guinard ; c'est celle que nous avons employée dans le service de M. le Prof. agrégé F. Bezançon, à l'Hôpital Tenon.

Elle est obtenue en concentrant dans le vide à froid des cultures entières de tuberculose bovine. Le produit est ensuite filtré pour séparer les corps microbiens, précipité à trois reprises par l'alcool-éther, repris par l'eau et dyalysé jusqu'à élimination complète des peptones et des sels. Les substances colloïdes qui restent sur le dyaliseur sont finalement précipitées une dernière fois par l'alcool-éther et desséchées dans le vide.

Aucun chauffage et aucun traitement chimique autre que les précipitations par l'alcool-éther ne viennent ainsi modifier la substance active, et celle-ci peut alors être titrée par comparaison avec les autres tuberculines avec une grande précision.

HYPOTHÈSES SUR LE MODE D'ACTION
DE LA TUBERCULINE

Koch, le premier, pensa que la tuberculine donnait un coup de fouet au processus de nécrose dans les foyers tuberculeux, ainsi qu'à la fièvre de résorption qui en résulte.

Arloing, Rodet et Courmont rattachent l'hyperthermie à la destruction de certains éléments solides dissous dans l'organisme. Les produits de cette altération agiraient sur les centres nerveux thermogénétiques.

D'après Büchner, la tuberculine déterminerait une recrudescence de l'état irritatif habituel.

Pour Rosenbach, la fièvre apparaît après l'injection parce qu'elle s'allume plus facilement chez les tuberculeux.

Pour Klein, la tuberculine agirait sur les microbes phlogogènes des lésions tuberculeuses.

Gartner pense (et Guinard admet cette interprétation) que la tuberculine agit comme un ferment et provoque la formation de poisons particuliers provocateurs de la réaction aux dépens de produits élaborés par le bacille de Koch.

M. Marmoreck a émis l'idée que la tuberculine ne serait pas la toxine du bacille de Koch ; celle-ci serait élaborée dans l'organisme tuberculeux et en plus grande abondance à l'occasion d'une injection de tuberculine.

Chez le cobaye, on observe une réaction thermique un quart d'heure après une injection de bacilles. Cette réaction est nulle après 24 heures ; cette nullité de réaction serait due à l'englobement intra-leucocytaire des bacilles qui ne peuvent plus élaborer leur toxine hyperthermisante.

M. Borrell (Bulletin de l'Institut Pasteur, t. II, 1904), tire de l'expérimentation une théorie nouvelle. Pour lui, la tuberculine est un poison du système nerveux, et cette hypothèse permet d'expliquer la sensibilité à la tuberculine des cobayes pseudo-tuberculeux et des animaux inoculés avec des bacilles morts. Cependant, cette théorie anatomique se trouve en défaut avec certains faits expérimentés.

En somme, aucune des théories formulées sur le mode d'action de la tuberculine n'est, jusqu'à présent, de nature à expliquer à la fois les phénomènes généraux et la réaction locale au niveau des lésions.

Deux faits sont particulièrement à retenir dans l'action de la tuberculine. C'est, d'une part, l'affinité du foyer tuberculeux pour des quantités infinitésimales de tuberculine, et c'est, d'autre part, la fonte et le ramollissement des tissus malades consécutifs à l'injection.

L'affinité du foyer tuberculeux pour la tuberculine ne peut s'expliquer que par l'existence d'une substance rigoureusement spécifique, c'est-à-dire un anticorps ou antituberculine. Par la méthode de Bordet et Gengoux, les auteurs ont mis en évidence l'existence d'antituberculine dans le sérum des bovidés et des cobayes tuberculeux.

Wassermann et Bruck rapportent les modifications des tissus à un phénomène de cytolyse due à la fixation du complément, fixation consécutive à l'union de l'anti-tuberculine et de la tuberculine. La fièvre serait l'explication de la résorption des produits de fonte cellulaire. Cette interprétation est, d'ailleurs, des plus discutables, et si la présence d'un anticorps a été vérifiée, d'autres auteurs sont arrivés à un résultat négatif.

Nicolle et Abs ont pu confirmer l'existence de l'antituberculine, mais pour eux, cette antituberculine représenterait la lisine de l'endotoxine tuberculeuse. Lorsqu'on injecte de la tuberculine, c'est-à-dire l'endotoxine tuberculeuse, sous la peau d'un animal tuberculeux, cet organisme hypersensible décompose la tuberculine injectée grâce à la lysine, et met en liberté le poison vrai qui engendre les accidents caractéristiques de l'intoxication tuberculeuse. Cette théorie fait appel à l'hypersensibilité des animaux et cherche à pénétrer le mécanisme de la réaction.

Richet avait déjà émis l'hypothèse que la réaction à la tuberculine était un phénomène anaphylactique, mais il avait échoué, comme plus tard Dreyfus et Lesné pour en faire la démonstration.

Ainsi pour ces auteurs, la tuberculine n'est pas la vraie substance qui fait apparaître la réaction ; la tuberculine injectée agit vis-à-vis d'une substance sécrétée in vivo par le bacille de Koch, à laquelle Richet donne le nom de toxogénine, et qui libère le poison vrai sous l'influence de la tuberculine.

C'est cette conception que l'on retrouve dans la théorie de Marmoreck, et qui a été adoptée par tous ceux qui considèrent la réaction à la tuberculine comme un phénomène anaphylactique.

L'anaphylaxie est démontrée par la possibilité de transmettre avec le sérum la propriété de réagir à la tuberculine. Des jeunes lapins sains à qui l'on injecte du sang de tuberculeux réagissent 24 heures plus tard à l'injection de tuberculine.

Cette conception doit être à la base de toute cure tuberculinique.

La pratique a, en effet, confirmé la théorie de Richet. On sait que l'anaphylaxie consiste en ceci qu'une dose faible de poison détermine une sensibilité extrême à l'action d'une dose ultérieure, et Richet a démontré qu'il ne pouvait s'agir dans ces cas d'une action cumulative.

Chez les tuberculeux soumis à la tuberculino-thérapie, l'anaphylaxie se retrouve exactement dans certains cas. Dans le Bulletin médical du 24 mars 1909, M. Küss a publié des observations de malades d'Angicourt, qui sont des exemples typiques d'anaphylaxie.

On dit anaphylaxie et non pas hypersensibilité, car le sujet ne présente pas, au début, de sensibilité marquée. Ce n'est qu'à la suite de la première injection que les accidents éclatent. Là encore, il ne peut-être question d'action cumulative, puisque Löwenstein a montré que les accidents se produisaient beaucoup plus facilement avec des doses minimes qu'avec des doses fortes.

Béraneck a observé aussi des accidents anaphylactiques. Jacquerod et Turban en ont constaté avec des doses de 1/40ᵉ de milligramme, et Denys en a observé avec des dilutions au cent millionnième.

On voit donc que la pratique confirme entièrement les hypothèses de Richet.

TECHNIQUE DE L'INJECTION

Pour pratiquer l'injection, il faut employer une seringue de un centimètre cube, facilement stérilisable, parfaitement étanche et graduée sur le corps de pompe très exactement par dixièmes de cent. cube.

On doit pouvoir injecter, sans erreur sensible, un vingtième de cent. cube. La seringue « Ricord », à piston métallique, remplit bien ces desiderata, il faudra choisir un modèle ne mesurant pas plus de sept millimètres de diamètre intérieur, et le piston devra glisser à frottement doux sur toute la longueur du corps de pompe. On emploiera des aiguilles en acier ou en nickel, et avec des ailettes, ce qui permet de les fixer hermétiquement sur la seringue, condition essentielle d'un dosage exact.

Pour stériliser la seringue et les aiguilles, point n'est besoin de recourir chaque fois à l'ébullition. La plupart des médecins qui pratiquent la tuberculino-thérapie emploient un liquide antiseptique dans lequel seringue et aiguilles se conservent parfaitement. L'eau phéniquée ou l'alcool, employés généralement, présentent des inconvénients, l'alcool précipite la tuberculine, et l'eau phéniquée ne convient pas pour les aiguilles.

Avec M. Küss, dont nous avons d'ailleurs adopté pleinement la technique, nous conseillons l'emploi de la solution suivante de phénate de soude.

Phénol cristallisé (officinal)........... 20 grammes.

Lessive de soude.................... 30 cent. cubes.

Eau distillée........... q. s. pour 1000 cent. cubes.

Cette solution, qui n'oxyde pas les métaux, assure une antisepsie parfaite et une conservation indéfinie des instruments. On laisse les aiguilles constamment dans la solution ; avant de les employer, on fait simplement passer au travers de chacune d'elles, de l'eau bouillie ou du sérum artificiel stérilisé ; du même coup, la seringue se trouve lavée très suffisamment. S'il restait par hasard une trace de phénate de soude, il n'y a pas lieu de s'en inquiéter ; cela n'offre aucun inconvénient.

Quand les piqûres sont terminées, on lave les aiguilles avec un peu de solution de phénate de soude ; on les replace sur leur support, puis on aspire à travers les aiguilles immergées la solution antiseptique de manière à les remplir complètement ; cela vaut beaucoup mieux que de les munir d'un fil qui empêche la désinfection.

Les aiguilles sont ainsi constamment prêtes à servir, ne se rouillent pas, ne se bouchent pour ainsi dire jamais, conservent une pointe acérée et sont rigoureusement stérilisées à l'intérieur et à l'extérieur. De même, après avoir lavé soigneusement la seringue, pour enlever toute trace de tuberculine, on la démonte et on la plonge dans la solution de phénate de soude. (Küss. Maladies des voies respiratoires.)

En quel point faut-il faire l'injection ? Il est toujours bon d'opérer dans des régions semblables, pour comparer les réactions susceptibles d'apparaître au niveau de la piqûre. Nous pratiquons toujours nos injections dans la région deltoïdienne ou au niveau de la cuisse, en choisissant de préférence le matin pour surprendre l'élévation de température susceptible de se produire avant la fin de la journée.

Toutes les voies ont été essayées, veineuse, trachéale, gastrique, rectale, intra-musculaire et enfin sous-cutanée.

Hermann conseille les injections intra-veineuses au début pour éviter l'inflammation. Mais, dans un cas de Hürrer, suivi de mort, la voie intra-veineuse avait été employée.

Schreder et Huhs ont essayé de faire prendre la tuberculine en inhalations, mais il faut au moins 30 cent. cubes pour que l'absorption se produise, et on comprend qu'ainsi tout dosage est impossible.

Pour Moeller, la voie gastrique est la plus pratique. Il donne des capsules gélosées contenant de la tuberculine, de la timothéine et du formiate de chaux. Il semble cependant que l'absorption est beaucoup moins efficace par cette méthode.

Lissauer a essayé la voie rectale par clystère et suppositoire. Les lavements ne lui ont donné aucun résultat, mais il est arrivé, par les suppositoires, à faire absorber 25 centigrammes de substance en commençant par un demi-milligramme, et les résultats ont été identiques à ceux des autres méthodes d'injection. Les injections intra-musculaires n'ont pas beaucoup de partisans.

Reste la voie sous-cutanée, la plus employée, dont le seul inconvénient est d'injecter dans le derme, ce qui peut amener une douleur un peu vive et un petit foyer de nécrose. Pour éviter cet inconvénient, on n'a qu'à bien saisir la peau entre deux doigts et à enfoncer carrément l'aiguille dans le repli ainsi formé.

Certains auteurs allemands ont conseillé de faire coucher le malade le jour de la piqûre ; cette précaution nous paraît un peu exagérée.

D'autres, au contraire, comme Denys et Moeller, ont proposé la cure ambulatoire.

Comme pour tout, la vérité est dans un moyen terme. Il est évident qu'il ne faut pas fatiguer un tuberculeux pendant sa cure ; mais il est tout aussi inutile de le laisser au lit. On lui interdira donc toute fatigue inutile, en lui conseillant de s'étendre deux ou trois heures après l'injection.

De fait, la cure tuberculinique réussit mieux au sanatorium que partout ailleurs. Les sanatoria, en effet, contribuent tellement au succès de la cure par la tuberculine que c'est là un des principaux arguments des adversaires de la méthode, et même parmi les partisans, combien sont-ils qui, voyant un malade s'améliorer par des piqûres et une bonne hygiène sans réactions intenses après les piqûres, prétendent que seul le sanatorium est pour quelque chose dans la guérison ? Pour M. Cevey par exemple, les guérisons et améliorations obtenues par M. Jacquerod de Leysin, ne peuvent guère être attribuées aux doses minimes de tuberculine, mais bien plutôt à la cure de repos et de suralimentation instituée en même temps.

On comprend l'intérêt que le médecin doit attacher à la progression des doses dans la cure. Celles-ci doivent-elles être assez intenses pour provoquer une réaction ? leur progression doit-elle même être guidée par l'intensité de ces réactions ? ou bien au contraire doit-on instituer une cure tuberculinique sans que rien du côté de l'état général du malade non plus que de son foyer bacillaire ne soit le traducteur aux yeux du médecin de l'influence du médicament.

Il convient donc de savoir, avant de discuter ces deux grands principes qui sont à la base de toute la tuberculinothérapie moderne, quelles sont les réactions que l'on a pu observer chez un malade traité par la tuberculine. Guidés par la connaissance de ces réactions, nous pourrons alors exposer ce que les auteurs comprennent par réactions favorables ou nuisibles, et nous pourrons mieux apprécier les arguments fournis par les chefs des deux écoles à l'appui de leur thèse.

LES RÉACTIONS A LA TUBERCULINE

Il est de tout intérêt de connaître la séméiologie des accidents tuberculiniques, car la réaction est la pierre de touche de la cure par la tuberculine.

La réaction peut se présenter sous trois formes : 1º au lieu d'injection; 2º générale; 3º locale.

1º *Réaction au lieu d'injection*. — C'est tantôt une simple douleur, durant 12 ou 24 heures, et toujours parfaitement supportable, tantôt une tuméfaction avec ou sans érythème, mais ne tardant pas à se résorber. Quelques auteurs ont signalé des érythèmes violacés simulant un début d'érysipèle, ou un phlegmon en préparation. On a noté dans quelques cas des plaques d'urticaire au niveau de l'injection. En observant les précautions d'antisepsie habituelle, on n'a jamais constaté d'abcès, sauf avec l'emploi de la tuberculine de Koch B. E., qui contient des corps bacillaires.

2º *Réactions générales.* — Elles sont très variables. Au premier rang se place la réaction thermique. Le malade doit prendre sa température au moins deux fois par jour. Dans le service de notre maître, M. le P^r agrégé F. Bezançon, la température est prise quatre fois par jour, à 6 heures du matin, à 10 heures, à 2 heures et à 6 heures du soir, on a, par ce moyen, un bon élément d'appréciation.

Les températures axillaire et buccale ne donnent que des renseignements approchés, la température rectale est le procédé de choix.

Après l'injection, la température, qui était à 37°, peut monter à 37°2, 37°3, 37°4. Il est de toute importance de noter cer variations thermiques, si légères soient-elles, car elles peuvent permettre d'éviter au malade une réaction plus intense, et surtout il convient pour ce faire de prendre la température aux mêmes heures pour éviter des erreurs dues aux variations dans l'érythème.

Souvent, et nous-mêmes l'avons observé, une élévation à 39° et même à 40° peut faire suite, dans la semaine, à quelques petites élévations passagères. Dans d'autres cas, la température reste absolument normale, quand la cure tuberculinique est bien entreprise ; c'est ce que l'on observe le plus fréquemment.

Les poussées thermiques s'accompagnent d'inappétence, de somnolence, de fatigue, en un mot de tous les phénomènes cliniques habituels. Le pouls est généralement accéléré, et on note, après l'injection, une légère hypotension artérielle. Toutefois, d'après les auteurs, le pouls suit rarement la marche de la thermogénèse ; il peut être ralenti, alors que la température monte de quelques dizièmes de dégré. Ces cas nous semblent rares ; de notre côté, nous avons toujours noté une légère accélération avec hypotension.

En ce qui concerne le cœur, on a signalé des palpitations, des crises d'oppression qui peuvent, dans quelques cas, faire place à une véritable dyspnée. Pour notre part, nous n'avons jamais observé de phénomènes semblables.

Besnier et Hallopeau ayant signalé, à l'occasion du tuberculino-diagnostic, des accidents de péricardite, nous
avons recherché s'il n'existait pas d'observation semblable
dans la littérature de la tuberculino-thérapie. Les auteurs
restent muets à ce sujet, et il semble bien qu'il n'en soit
fait mention nulle part. Cependant, il faut surveiller atten-
tivement le cœur pendant toute la cure.

On a signalé aussi, pendant la cure, une augmentation
passagère de la diurèse, et des chlorures avec phospha-
turie. De même, il existe quelques observations d'albumi-
nurie à la suite de fortes doses de tuberculine (Spengler).

Toutefois, depuis que l'on a restreint les doses dans une
forte proportion, on a jamais observé de cas de ce genre.
On sait, en effet, depuis les travaux de M. le Pr Chauffard,
quelle influence néfaste la tuberculine injectée massive-
ment peut avoir sur l'épithélium rénal. Dans toute notre
pratique, nous n'avons observé aucune modification, si
légère soit-elle dans l'état des urines.

Du côte de l'appareil digestif, l'anorexie est fréquente,
surtout chez les nerveux. Certains auteurs (Gouraud et
Krantz) ont publié des observations de malades présentant des troubles gastro-intestinaux intenses avec vomis-
ment bilieux.

D'autres auteurs ont noté fréquemment de la diarrhée.

Chez tous nos malades en traitement, nous avons vu
survenir des phénomènes d'inappétence, voire même une
anorexie complète au moment du début d'une grosse réaction fébrile. Généralement même, c'est par ces phénomènes que se traduisait le début de la réaction. Toutefois,
ces troubles n'ont jamais été plus loin, et il semble bien

qu'il faille mettre sur le compte du malade lui-même des phénomènes plus marqués.

Ces troubles s'accompagnent généralement de la perte de poids. De nos observations, il résulte que des malades qui supportent bien la cure tuberculinique engraissent, et parfois même notablement. Mais, dès qu'ils sont sur le point de faire une réaction, si minime soit-elle. le poids baisse et revient même plus bas qu'il ne l'était avant le début de la cure.

Telles sont, à peu près, les réactions générales qu'on observe.

Il en est une cependant que nous avons pu observer de très près, et qui serait, d'après bien des auteurs, l'indice le plus sûr d'une perturbation grave causée par la tuberculine : nous voulons parler du réveil intense de tuberculoses torpides à l'occasion d'une intra-dermo ou d'une cuti-réaction.

Nous avons, en effet, pratiqué des cuti-réactions à tous les malades en traitement. Alors que chez eux qui supportaient bien la tuberculine, la cuti était de même valeur qu'avant le début de la cure, chez ceux qui supportaient mal la tuberculine ou qui allaient présenter des troubles graves, la cuti a été d'une intensité formidable (Obs. 4).

La raison de cette aggravation doit-elle revenir à une progression inconsidérée dans les doses de tuberculine injectée ? Nous ne voudrions et n'oserions l'affirmer.

Et cependant, cette reviviscence de la cuti-réaction a été notée par bien des auteurs ; mais ils n'y ont pas attaché grand intérêt. Des observations plus précises pourraient peut-être nous fournir là un moyen efficace pour dépister la réaction à venir.

3° *Réactions de foyer.* — Les réactions de foyer sont des plus fréquentes ; mais c'est ici que l'interprétation devient difficile. Sont-ce des phénomènes nuisibles ? ou bien au contraire se trouve-t-on en présence de réactions utiles ? C'est ici que le sens clinique du praticien doit intervenir, et surtout la pratique qu'il peut avoir de la tuberculinothérapie.

Il est bien évident qu'ici, Salhi et ses partisans exagèrent un peu quand ils disent que toute réaction de foyer doit faire suspendre ou ralentir le traitement.

La question est d'ailleurs mal posée. On peut se trouver en présence des cas les plus divers : tel malade présentera les mêmes phénomènes, et son état sera aggravé, alors que l'état de tel autre sera manifestement amélioré. Le facteur individuel a ici une importance énorme, et, pour faire la séméiologie des réactions de foyer, il faut plutôt citer une série de cas particuliers que de poser des règles générales.

Bien souvent, la sensibilité locale est augmentée, mais elle n'est jamais assez forte pour incommoder le malade.

La toux peut prendre le caractère de toux sèche, quinteuse, fatigante ; chez d'autres malades, au contraire, c'est l'expectoration qui est augmentée. Mais le véritable accident consiste dans l'apparition de filets de sang dans les crachats.

La tuberculine, maniée imprudemment, provoque des poussées congestives fréquentes, et nous-mêmes avons assisté à une hémoptysie en pleine cure tuberculinique.

Toutefois, la question de l'hémoptysie vraie post-tuberculinique reste encore à trancher, le crachement de sang étant un accident si fréquent au cours de la tuberculose ; dans le cas auquel nous faisons allusion, il y avait eu une hémoptysie trois ans auparavant (Obs. 1).

Est-ce la médication qui provoque l'hémoptysie ? ou n'y est pour rien ? La constatation d'une hémoptysie à elle seule doit suffire cependant, dans le doute, pour faire suspendre immédiatement le traitement.

A l'auscultation, on trouve soit un souffle congestif témoignant simplement de l'afflux sanguin local, soit une augmentation de râles secs ; enfin, et nous l'avons observé, l'envahissement de territoires jusque-là restés indemnes avec râles en foyer et respiration soufflante.

On a pu même observer des symptômes de fonte des tissus pulmonaires.

Du côté de la plèvre, on a noté des cas rares de pleurésie. Il n'est même pas jusqu'aux ganglions qui n'aient présenté des réactions pendant la cure.

Du côté du larynx, on peut noter de la congestion simple ou de l'extension des lésions.

De ce tableau, il ne faudrait pas conclure à un jugement trop hâtif. Tous ces cas sont rares.

Pour notre part, nous avons surtout noté chez deux malades l'apparition d'un souffle congestif ; chez les autres, nous n'avons observé aucune réaction de foyer.

Valeur pronostique des réactions.

Quelle doit être la valeur pronostique de toutes ces réactions au point de vue de la cure?

Il faut distinguer des réactions de début qui suivent le contact immédiat de la tuberculine avec les tissus, des réactions faibles que l'on obtient probablement avec une dose un peu trop forte de tuberculine et enfin des réactions fortes, qui prouvent que le malade ne peut pas supporter les frais de la cure.

Des premières, ou *réactions de début*, rien à dire, ou du moins peu de chose. Elles peuvent être un urticaire violent, un érythème marqué ; leur répétition tenace pourrait seule enlever au malade le bénéfice du traitement.

Quant à nous, nous n'avons jamais observé de réactions de début; elles doivent être très rares.

Cependant, on peut noter, au début de la cure, des accidents anaphylactiques graves qui doivent immédiatement commander la cessation du traitement. Les réactions faibles de début doivent toutefois indiquer au médecin une prudence plus grande encore si possible dans la progression à employer, car il s'agit, dans ce cas, de malades hypersensibles qu'il ne faut pas fatiguer en brusquant les doses.

Les réactions faibles ont une plus grande importance. Souvent ce sont des symptômes isolés, inappétence, céphalée, insomnie, douleurs thoraciques vagues qui sont autant de signes d'alarme, mais c'est surtout la température qui doit être un avertissement dont il faut tenir compte.

Dans d'autres cas, les signes sont plus graves, la température monte de cinq dixièmes à un degré; la céphalée, les douleurs musculaires s'installent persistantes; le malade est courbaturé, dans un état d'apathie absolue.

Au niveau du foyer, on entend des bouffées de râles secs, l'expectoration augmente, ainsi que la toux; le malade a « mal à son poumon »; tous ces signes indiquent qu'on a dépassé la dose maxima.

Sahli, qui a beaucoup étudié la question, prétend que ces accidents sont causés par une dose qui est très près de la dose maxima que l'on doit employer; il l'appelle dose faiblement réagissante.

Bien des arguments sont en faveur de cette hypothèse; d'abord les accidents s'amendent rapidement; en deux, trois ou quatre jours au plus, tout est revenu à la normale; ensuite, même si l'on ne suspend pas le traitement, et que l'on revienne à la dose précédente, le malade conserve cependant les bénéfices de la cure.

Nous avons pu observer ces faits chez deux de nos malades en traitement; chez l'un, en particulier, la réaction avait été violente; l'auscultation dénotait un foyer de râles sous-crépitants beaucoup plus étendus, avec souffle de congestion intense; la température pendant trois jours oscilla entre 38° et 38°5. Tout revint à la normale au bout de trois jours, et quinze jours après, nous pouvions reprendre avec succès la cure interrompue à ce moment.

Nous verrons, dans la discussion de la progression des doses, quelles sont les opinions diverses au sujet de ces réactions faibles.

Les réactions fortes prouvent que, cette fois, le traitement ne peut pas être supporté, et c'est là l'opinion unanime des auteurs. Ce point de doctrine est définitivement acquis depuis les travaux de Guttmann et Erlich en 1891, de Petruschki en 1892, de Krause en 1899, Turban, 1899 et Goetsch en 1901. C'est l'opinion admise unanimement aussi dans la discussion du rapport de M. Küss à la Société d'études scientifiques de la tuberculose (séance du 13 mai 1909). C'est enfin l'opinion même des partisans de la réaction à tout prix dans le traitement, Cevey, Ensler et Damiéville (Société vaudoise de médecine, séance du 2 novembre 1905).

Malheureusement, les accidents ne cèdent pas toujours à la suppression des injections; il est même des cas où l'on peut parler d'un recul certain.

Sans parler des accidents graves qui ont suivi les premiers essais de Koch, dans ces dernières années, les praticiens ont eu bien des déboires avec la cure tuberculinique. Tantôt c'est une anorexie complète, une dyspepsie tenace avec amaigrissement progressif, et tous les auteurs s'accordent pour faire cesser le traitement quand la perte de poids est continue.

Chez les nerveux, on voit souvent une insomnie totale, et leur affaiblissement s'oppose à la continuation de la cure. Peut-on observer des paralysies ? Nulle part il n'en est fait mention dans la littérature tuberculinique. Il semble cependant que l'on a pu observer des parésies plus ou moins étendues dans tout le territoire du membre où l'on pratique l'injection.

Tout cela est peu de chose cependant auprès de la véritable poussée tuberculeuse que l'on trouve au sommet de l'échelle des complications.

La fièvre est intense, dépasse 39°, atteint même 40°; des points de côté, des douleurs intercostales qui cèdent sur un point pour reparaître sur un autre, dénotent l'envahissement de territoires jusque là respectés. Par la percussion, en effet, on trouve une matité plus étendue; à l'auscultation, ce sont des râles secs à la périphérie, et au centre un souffle tubaire avec des râles humides, quelquefois même des gargouillements ou pseudo-gargouillements. La toux et l'expectoration sont augmentées; les crachats peuvent même prendre le type de crachats pneumoniques, et l'on peut voir apparaître des foyers disséminés broncho-pneumoniques qui témoignent de la diffusion bacillaire. Un épanchement pleural nécessitant la ponction peut même s'installer concomittamment. Cette accélération de l'évolution tuberculeuse peut persister de même qu'elle peut même céder la place à un état stationnaire. Mais, dans tous les cas, que les phénomènes cessent ou continuent leur marche rapide, l'état du malade s'est sensiblement aggravé.

Il est évident que de tels accidents doivent faire réfléchir au moment d'entreprendre la cure, et certains auteurs ont pu dire qu'une médication ayant contre elle de tels arguments est une médication franchement mauvaise.

Les précautions dont on s'entoure actuellement pendant la cure, les modifications que l'on a fait subir à la cure elle-même, l'habitude qu'a pu prendre chaque médecin traitant de la médication nouvelle, peuvent-elles suffire à elles seules pour éviter le retour de pareils accidents ? Telles sont les questions auxquelles nous essayerons de répondre.

Il est tout d'abord certain que ces accidents se sont produits : 1° avec des doses trop fortes; 2° avec une progression mal réglée; 3° enfin et surtout avec des malades qui n'étaient pas à même de supporter le bénéfice de la cure.

Catégorie de malades à faire bénéficier de la cure tuberculinique.

Si nous avons dit, en effet, au début de cette étude, que l'accord était à peu près fait actuellement au sujet de la catégorie de malades à traiter, il semble bien que c'est précisément parce qu'on n'a pas eu en vue cette catégorie seule que les accidents se sont produits.

Il y a plus de quarante ans, Pidoux avait admirablement indiqué l'intérêt qu'il peut y avoir à provoquer des phénomènes réactionnels chez un tuberculeux par le traitement hydrominéral. Il avait spécifié que les cures des eaux bonnes déterminaient parfois des congestions hémoptoïques pouvant avoir une action très favorable. Cependant, il mettait en garde les praticiens contre les accidents graves pouvant survenir durant le traitement.

Il n'est pas inutile de répéter ces précautions aux médecins qui ont, à propos de la tuberculine, suivi les principes indiqués par Pidoux. Il n'est pas étonnant qu'avec des tuberculeux à tendances congestives, on ait pu observer des accidents graves. On parle, en effet, dans les observations avec accidents graves, de malades ayant eu des hémoptysies répétées, de tuberculeux irritables, de caverneux même. Comment donc s'étonner qu'avec de pareils malades, la médication ait produit des accidents.

Il faut donc bien connaître quelles sont les catégories de malades susceptibles de bénéficier d'une amélioration réelle par la tuberculine.

Au début, c'est un peu au hasard que l'on appliquait le traitement. Puis l'expérience est venue, et actuellement les indications de la tuberculino-thérapie sont assez bien résumées dans une communication de M. Renon du 11 mars 1909, à la Société d'Etudes scientifiques de la Tuberculose.

1° La condition essentielle du traitement est l'apyrexie relative : température rectale ne dépassant pas 37°8 le soir

Il faudrait choisir les tuberculoses lentes, au début, les tuberculoses torpides, quelque soit l'étendue de la lésion, pourvu que l'évolution en soit arrêtée, la tuberculinothérapie paraissant s'appliquer surtout aux formes anciennes.

2° Il faudra renoncer à cette médication non seulement dans les tuberculoses fébriles, mais encore dans les tuberculoses hémoptoïques, à marche aiguë, en activité progressive, cavitaires.

M. Küss admet que l'on a intérêt à provoquer le remaniement réactionnel du foyer tuberculeux : 1° quand les lésions ne sont ni trop graves ni trop étendues, si l'évolution n'est pas aiguë, s'il n'y a pas intoxication ; 2° quand les réactions locales influent peu sur la courbe thermique, le poids, l'état général ; 3° quand, par l'auscultation du poumon, on n'estime pas la réaction trop intense après les premières injections.

Denys établit vis-à-vis de la curabilité six types de lésions : type I, ni diminution de sonorité, ni râles, ni craquements, mais bien entendu présence de bacilles dans les crachats; type II, la zone de diminution de sonorité, de râles ou de craquements ne dépasse pas la clavicule en avant et le bord supérieur de l'omoplate en arrière; type III, la zone ne dépasse pas la deuxième côte en avant et le bord supérieur de l'omoplate en arrière; type IV, la zone descend en avant jusqu'à la troisième côte, en arrière jusqu'à mi-hauteur de l'omoplate; type V, les lésions sus-indiquées occupent tout un poumon; type VI, les lésions occupent les deux poumons.

Sablé insiste surtout sur le bénéfice que peuvent retirer de la cure les tuberculeux au début.

On sait quelle est la fréquence de la tuberculose, et combien son diagnostic au début est difficile. Pourtant, si le médecin conscient de la fréquence de la tuberculose ne se contentait pas aussi facilement du diagnostic d'anémie, de chlorose, d'influenza ou de catarrhe grippal, il pourrait bien souvent faire bénéficier ses malades du traitement par la tuberculine. C'est dans ces cas que l'on pourrait arriver à un maximum de résultats.

Nous ne voulons pas ici nous étendre sur le diagnostic précoce de la tuberculose, mais nous dirons avec notre maître, M. le Pr agrégé F. Bezançon que le diagnostic de tuberculose au début ne se pose pas seulement par un examen approfondi des sommets et de l'expectoration, mais que l'étude consciencieuse de la température, les variations de poids du malade sont de la plus haute importance. Dans une communication récente notre maître, M. F. Bezançon a beaucoup insisté là-dessus, et il donne là au médecin consciencieux des indications sérieuses

pour dépister une tuberculose commençante dans laquelle
le traitement par la tuberculine serait tout indiqué et pourrait être d'un énorme bénéfice.

Il est des cas particuliers sur lesquels ont insisté les
médecins au courant de la méthode. Certaines tuberculoses locales pourraient être améliorées beaucoup plus sûre-
ment que la tuberculose pulmonaire, mais nous avons en
vue seulement dans ce travail la tuberculose pulmonaire
et ces cas ne sont pas de notre ressort.

Si l'on s'en tient à ces indications précises, on évitera,
dans bien des cas, des accidents graves.

Il faut bien le répéter : ce n'est que sur des tuberculeux
en fin de poussée, ne présentant aucune réaction fébrile
depuis au moins trois semaines et, n'ayant pas de tendances
aux hémophtysées, qu'il faut pratiquer la tuberculino-
thérapie. Le reproche qu'en agissant ainsi, on évite à bien
des tuberculeux le bénéfice de la cure, n'est pas fondé,
car il vaut mieux ne pas améliorer dix malades qu'en
aggraver quatre-ving-dix.

Pour connaître l'état de fin de poussée, il faut non seulement constater la feuille de température, pratiquer un
examen soigneux du foyer tuberculeux, mais encore
examiner la formule sanguine du malade.

On sait, en effet, et notre maître, M. le P^r agrégé Fernand Bezançon y insiste beaucoup, que la tuberculose est
une maladie évoluant par poussées et que chaque fin de
poussée s'accompagne de phénomènes particuliers qu'il a
remarquablement décrits et qui sont bien connus depuis
ses travaux sur la question.

Tout d'abord, la température ; elle ne doit jamais avoir

d'oscillations brusques, mais plutôt atteindre le plateau, celui-ci tient tout d'abord au voisinage de 38° puis descend avec des oscillations de 5/10 de degré jusqu'au voisinage de 37,³ 35,⁵.

Concurremment, le poids qui doit avoir baissé pendant la poussée doit reprendre, mais seulement après que le malade a atteint son équilibre thermique, le malade doit engraisser après la fin des oscillations, il ne doit pas reprendre de poids avant et parallèlement la stabilité du poids correspondant avec la stabilité thermique de fin de poussée est d'un détestable pronostic.

Les signes physiques doivent toujours s'amender à ce moment précis, et le laboratoire continue en fin de compte la terminaison de la poussée en décelant dans le sang du malade une assez forte proportion d'éosinophiles, 4 à 5 0/0. Cette règle est presque absolue, l'apparition d'éosinophiles annonce la convalescence, leur disparition coïncide souvent avec une nouvelle poussée.

La médication tuberculinique provoquant elle-même une poussée bacillaire, il est évident qu'elle agira mieux sur une tuberculose latente que sur une tuberculose en évolution. Par conséquent c'est pour se mettre le plus près possible de ces conditions favorables qu'il est nécessaire de constater l'état de fin de poussée d'une tuberculose évolutive et sur tous les malades que nous avons entrepris nous avons eu soin de le faire avant de commencer le traitement.

Vu l'extrême rareté des accidents graves et leur fréquence par contre chez les malades dont l'état contre-indique formellement le traitement, nous n'avons donc pas le droit de renoncer à la médication tuberculinique.

Il est même une autre cause d'erreur plus grave, résultant de la grande difficulté à interpréter les résultats et les causes des accidents mêmes.

Comment dire en effet que les cas de Granulie qui se sont produits pendant la cure ne se seraient pas produits même en l'absence de tout traitement ?

Gouraud et Krantz rapportent un fait d'hémoptysie survenue chez un tuberculeux qu'on avait décidé à bénéficier de la cure, mais sur lequel le traitement n'était pas encore commencé. Il est bien évident que l'hémoptysie survenant après la première injection eut été mise sur le compte de la tuberculine.

Nous avons maintenant en mains les éléments qui vont nous permettre de manier judicieusement le poison tuberculinique.

PROGRESSION DES DOSES

La catégorie de malades que l'on doit traiter étant donc bien établie, et la connaissance des accidents de la médication parfaite, il nous faut étudier maintenant comment l'on doit user de la tuberculine. Car il est deux principes tout à fait différents qui se partagent les adeptes de la tuberculino-thérapie : le premier, qui ne voit d'utilité dans le traitement que la réaction, a pour premiers parrains les élèves de Koch, Petruschki, Moeller, Carl Spengler; bien des médecins vaudois l'ont adopté, et actuellement en France, M. Küss, entre autres, en semble partisan; le second principe procède selon l'adage de Klemperer, à savoir qu'il vaut mieux pécher par défaut que par excès, et tend à éviter toute réaction.

Lichteim, de Könisberg, le premier, avait introduit la progression lente, sans réaction fébrile, dans le traitement du lupus.

Gœtsch, en 1901, appliqua ce principe à la cure des affections respiratoires.

Denys, de Louvain, se rallia immédiatement à cette manière de voir en débutant dans sa cure par une dilution au cent millionnième.

Schnoeller, en 1905, partagea l'avis de Denys Jacquerod de Leysin, suit ces principes dans son sanatorium. Béraneck admet aussi la progression infinitésimale, mais le grand théoricien de la méthode, c'est surtout Sahli. Sa brochure sur le mithridatisme antituberculeux, de 1907, condense les arguments des défenseurs de la méthode et les expose avec une grande clarté.

Voyons donc ce qu'est la méthode des réactions, et ce qu'est la méthode du mithridatisme. Nous examinerons ensuite une opinion de moyen terme qui a pour parrain Turban, de Davos; il prétend qu'il serait désirable de supprimer les réactions, mais elles sont indispensables si l'on veut obtenir une action curative.

En résumé, dans la première opinion, les réactions de foyer sont nécessaires; dans la deuxième, elles sont inutiles et dangereuses, dans la troisième, il vaudrait mieux qu'elles ne soient pas, mais elles ne peuvent être évitées.

Première opinion (***Réactions nécessaires***). — Pour Pétruschki, les réactions générales ne sont pas indispensables et deviennent nuisibles si elles sont fortes, mais il faut une réaction locale non excessive. Il faut donc, dans la progression des doses, se tenir à la limite au-delà de laquelle apparaît une réaction générale.

Pour Spengler, il est absolument nécessaire d'obtenir une réaction locale, mais comme la fièvre n'est pas utile par elle-même, il serait absurde de la provoquer systématiquement : « C'est la réaction locale, dit-il, qui conduit à la guérison si elle est répétée avec la fréquence et l'intensité nécessaires. »

Pour Rémisch, la dose utile de tuberculine est celle qui produit une action locale sur le foyer : si l'on reste au-dessous de cette dose, c'est comme si l'on injectait simplement de l'eau salée. « En cas de réaction douteuse, dit-il, je répète la même dose ; en cas de réaction certaine, je la diminue. C'est exactement avec les doses immédiatement inférieures à celles qui produisent ces réactions sur le foyer que j'ai obtenu les meilleurs résultats. »

Cevey, interprétant les résultats présentés par Jacquerod, à la Société vaudoise de médecine (2 décembre 1905), croit que les guérisons et améliorations obtenues par Jacquerod ne peuvent l'être avec la méthode de progression infinitésimale qu'il a suivie. Pour lui, il est impossible d'immuniser avec des doses de 1 à 15 milligrammes, et les doses de 1 à cinq centigrammes ne sont pas aussi dangereuses que le pense M. Jacquerod.

Dans la même discussion, Ensler et Demiéville confirment l'opinion de Cevey.

Verhoogen, dans une communication à la Société des Sciences médicales de Bruxelles (3 mai 1909), admet que le procédé dit par étapes, préconisé par Petruschky, est très bon, mais seulement quand il s'applique aux tuberculeux apyrétiques soignés dans les sanatoria. Pour les malades de l'hôpital, c'est, dit-il, un procédé trop brutal.

En France, M. Küss s'est déclaré partisan de l'utilité des réactions de foyer, quoique avec des réserves. (*Bulletin médical*, mai 1909.)

« Il n'est guère possible d'admettre, dit-il, que le but de la tuberculino-thérapie soit d'obtenir la toxiimmunité vis-à-vis de la tuberculine. La tuberculine ne représente qu'une faible partie des poisons tuberculeux. Lorsqu'un tuberculeux est immunisé contre la tuberculine, il reste encore exposé aux dangers des autres poisons du bacille de Koch, et on sait, d'ailleurs, que des poussées tuberculeuses peuvent très bien se produire chez des sujets ne

réagissant plus à la tuberculine. On sait aussi que la tuberculose justement dans les formes qui sont justiciables de
la tuberculino-thérapie, ne présente que très peu de manifestations toxiques. En tuberculino-thérapie, on poursuit
un autre objectif que la toxi-immunisation. On cherche
surtout à modifier directement ou indirectement les lésions
tuberculeuses. Or, parmi les processus complexes et mal
connus encore qui interviennent dans ce sens, il n'est
guère douteux, d'après la clinique, qu'un rôle important
appartienne aux réactions de foyer. » Et M. Küss cite des
arguments en faveur de cette opinion : tout d'abord, le
remaniement considérable d'un foyer tuberculeux après
l'injection d'une quantité minime de tuberculine; puis,
l'avis des dermatologistes signalant maintes fois les effets
favorables des réactions de foyer sur les lésions cutanées ;
enfin, son expérience personnelle qui lui a fait apparaître
que l'époque la plus favorable du traitement était celle du
remaniement lésionnel, et même que des poussées, ayant
dépassé le but, agissaient comme une sorte de crise salu-
taire exerçant une action favorable sur le malade et sur les
lésions à la suite d'une phase momentanée d'aggravation
apparente. Mais, comme correctif, il ajoute qu'il ne faut
pas conclure que des réactions d'un ordre aussi grave doivent être recherchées.

Dans un autre ordre d'idées, M. Küss a beaucoup insisté
sur l'utilité qu'il y a pour le malade dans la reviviscence
apparente de foyers qui paraissent éteints. « On ne con-
testera guère, dit-il, qu'au point de vue de la solidité des
résultats d'une cure, au point de vue de l'avenir du malade,
il n'y ait avantage à déceler des foyers latents, à rendre

évidentes des lésions endormies, à soumettre les foyers pulmonaires à un remaniement thérapeutique bien dirigé, plutôt que d'exposer le malade à subir la reviviscence ultérieurement sous forme de poussée tuberculeuse provoquée par la fatigue et par les causes multiples d'aggravation de la vie ordinaire. »

Cependant, M. Küss corrige l'intransigeance des opinions précédentes en précisant les cas où il peut y avoir intérêt à provoquer ces réactions. Nous en avons donné le résumé succinct à propos des indications de la tuberculino-thérapie.

Deuxième opinion (*Réactions nuisibles*). — A l'inverse des auteurs précédents, Béraneck, Denys, Sahli, Jacquerod s'élèvent énergiquement contre l'idée de l'utilité des réactions.

En France, MM. Guinard, de Bligny, et Rénon, tout en ne contestant pas l'utilité des réactions faibles chez des tuberculeux apyrétiques pris tout à fait au début, sont cependant partisans de les éviter dans la plus large mesure.

Denys déclare qu'il n'y a pas de relation de cause à effet entre la réaction et la guérison. On peut marcher plus vite, en cherchant de temps à autre à pénétrer dans la zone réactionnelle, mais ce gain n'est pas dû à la réaction elle-même ; il doit être attribué à l'introduction de plus fortes doses de toxine suscitant une production plus abondante d'anticorps. Dans une deuxième communication, il conclut : « Les réactions ne sont pas seulement superflues ; elles peuvent être dangereuses . »

Là est donc toute la question : l'injection de tuberculine ne suscite-t-elle qu'une production d'anticorps, où entraîne-t-elle d'autres bénéfices pour le tuberculeux ? Nous avons vu que, pour la première école, l'utilité de la réaction tient à l'action de la tuberculine sur le foyer tuberculeux lui-même.

L'école de Denys et de Sahli ne laisse à la tuberculine que l'action immunisatrice. Obtenant cette action avec ses doses infinitésimales, il est logique de progresser par doses très faibles, puisque théoriquement, et sans danger, on doit obtenir le même résultat qu'avec des doses fortes.

« L'action thérapeutique de la tuberculine, consiste bien plutôt, dit Sahli, en une action immunisatrice active que l'on obtient en introduisant dans l'organisme des doses lentement progressives de tuberculine afin de le rendre insensible à l'action du poison chimique tuberculeux par mithridatisme. »

Le fait qu'un tel mithridatisme est possible à un haut degré non seulement chez un individu sain, mais aussi chez un tuberculeux, ressort de l'observation que, par des doses progressivement croissantes, on peut augmenter la tolérance vis-à-vis de la tuberculine jusqu'à un million de fois. L'explication la plus simple et la plus vraisemblable de ce processus immunisateur consiste en une exaltation de la faculté naturelle de l'organisme à produire des anticorps qui se combinent au poison tuberculeux. Ces anticorps donnent à l'organisme la possibilité de rendre peu à peu inoffensive une quantité toujours plus grande de poison, et de le supporter.

A l'objection que l'on fait aux partisans du mithridatisme, que l'on ne voit pas pourquoi l'organisme tuberculeux ne se mithridatise pas lui-même contre le poison tuberculeux, Sahli répond que, par l'injection de tuberculine, il n'y a qu'une faible partie du poison qui agisse d'une façon nocive sur le foyer malade, alors que la majeure partie est neutralisée dans les organes sains et favorise la production d'anticorps; tandis qu'au contraire, dans la marche naturelle de la tuberculose, le poison est surtout localement nocif, et qu'enfin, dans la tuberculose à marche naturelle, la production de toxine est continue, et qu'il y a moins d'action stimulante nécessaire à la formation des anticorps qu'avec l'injection sous-cutanée qui fait pénétrer le poison en une fois dans la circulation.

Le seul but de la tuberculino-thérapie doit donc être la mithridatisation, et il faut comprendre par là que c'est l'organisme lui-même qui doit faire les frais des facteurs de guérison. Si l'organisme n'en est pas capable, le mithridatisme lui-même ne peut être obtenu, et c'est une erreur de demander à la tuberculino-thérapie de faire naître les autres facteurs de guérison.

« Cette conception, dit Sahli, est surtout vraie, quand on s'efforce de choisir les doses de façon à ce qu'elles entraînent des réactions inflammatoires », puis plus bas (Traitement de la Tuberculose, page 22), « De la conception certainement exacte que l'inflammation en général est un processus de défense, il ne faut pas conclure qu'une augmentation artificiellement provoquée des phénomènes inflammatoires ait une valeur thérapeutique ».

Quand on observe les processus naturels de la guérison dans la tuberculose, on se dit que le mieux que l'on puisse faire est de laisser à l'organisme lui-même le soin de mesurer l'intensité de l'inflammation.

Il est également faux et dangereux de considérer les réactions, sous quelque forme que ce soit, comme un facteur de guérison, parce que les réactions locales des organes malades, et les réactions générales fébriles sont des troubles du même ordre, c'est-à-dire qu'elles sont les conséquence directe de la consommation des anticorps de l'organisme. Sahli ne nie pas, cependant, que l'on peut, par un traitement intensif, mener souvent plus vite à la guérison que par un traitement prudent, mais, simplement, dit-il, on a atteint, par la progression plus rapide des doses un plus haut degré de mithridatisme.

Le bon résultat est obtenu, non pas à cause des réactions, mais malgré les réactions.

Les défenseurs du traitement avec réactions, outre qu'ils commettent une faute de logique, n'envisagent que les cas heureux, sans tenir compte des nombreux cas où leur méthode produit des effets désastreux.

« Je garantis, dit Sahli, qu'un traitement où l'on n'évitera pas autant que possible les réactions, entraînera toujours des malheurs. On ne peut jamais prévoir si, par les lésions engendrées par les réactions du foyer, il n'y a pas plus à perdre qu'à gagner ».

Troisième opinion (*Réactions inévitables*). — Les réactions de foyer ne peuvent être évitées ; c'est ainsi que le juge Turban, de Davos.

Se basant sur la fréquence des réactions de foyer insoupçonnées, constatées facilement dans un sanatorium où l'on procède à des investigations médicales méticuleuses et répétées, il arrive à la conclusion suivante :

« Il est impossible d'éviter systématiquement toute réaction de foyer, si l'on veut obtenir une action curative. Un médecin qui sait bien ausculter constate facilement qu'il y a des réactions de foyer dans les poumons même avec une température absolument normale. Des réactions fébriles, légères sont, elles aussi, non défavorables.

Ces réactions passeront souvent inaperçues surtout chez des tuberculeux que le médecin examine seulement le jour même des piqures. Il convient donc de ne pas exagérer les craintes que l'on peut avoir de ces réactions chez des tuberculeux soignés dans de bonnes conditions d'hygiène et de surveillance médicale. Chez les malades, au contraire, qui continuent à travailler et à circuler librement, il faudra choisir une progression qui les évitera dans la plus large mesure.

Ces principes posés, voyons maintenant quelle est la dose de début et la progression exacte des doses chez les partisans des diverses méthodes.

Les partisans de la première opinion emploient surtout actuellement l'ancienne tuberculine de Koch. Les auteurs suisses, Cevey et Ensler, les allemands Moeller, Petruschki, Bandelier et Rœpke, conseillent de débuter par un dixième de milligramme pour monter progressivement tous les deux ou trois jours à des doses allant pour quelques-uns à dix centigrammes, pour d'autres à cinquante, pour d'autres enfin, à un gramme et exceptionnellement à deux grammes.

H. Ammer, d'Heidelberg, conseille de débuter à un millième de milligramme en montant rapidement Petruschki recommande de renouveler le traitement à deux ou trois reprises, en laissant chaque fois un intervalle de trois à quatre mois (traitement par étapes).

Avec la tuberculine T. R., on débute à 1/500 de milligramme de substance active, soit 2/10 de tuberculine T. R. ; les dilutions ne doivent pas être faites avec la solution phéniquée à 1/2 °/₀, mais préparées fraîchement avec la solution physiologique. La dose maximale à injecter est de deux grammes.

Bandelier et Rœpke conseillent d'éviter cette tuberculine dans le traitement des tuberculoses un peu avancées. L'émulsion bacillaire B. E., est réduite à cinq milligrammes par centimètre cube d'émulsion : elle peut être considérée comme la plus active des tuberculines de Koch. Les dilutions se font également avec la solution physiologique. La dose initiale à injecter varie, suivant les cas, de 1/10 à 1/100 de milligramme ; la dose maximale est de deux grammes.

Cevey, dans son ouvrage (*Les Tuberculines et le Traitement spécifique de la tuberculose*, 1909), conseille de débuter par 1/10ᵉ de milligramme de tuberculine T. A.

C'est aussi l'opinion de Baudelier et Rœpke. Ces auteurs suivent en général la progression suivante : 1, 2, 3, 5, 7 dixièmes de milligramme, 1 milligr., 1 1/2 millig., 2, 3, 4, 5, 7, 10, 12, 15, 18, 21, 25, 30, 35, 40, 45 milligrammes, 5, 6, 8, 10, 12, 15, 18, 21, 25, 30 centigr., puis ils augmentent de 5 centigrammes par injection jusqu'à un gramme. Ils laissent un à deux jours d'intervalle au-dessous de un milligramme, trois à cinq jours à partir de quarante centigrammes.

Ils conseillent d'arriver toujours au gramme.

A l'origine, Koch avait expérimenté sur l'animal au moyen de bouillon de culture non concentré (tuberculine T. O. ; en 1893, il chargea son élève Karl Spengler de continuer ses expériences.

Spengler a préparé une tuberculine A. T. O., et une P. T. O., tuberculine humaine et tuberculine bovine. Il injecte successivement l'une et l'autre en débutant entre $1/10^e$ et $1/50^e$ de milligramme.

Les tuberculines de Denys et de Béraneck ont rarement servi aux partisans de la méthode de traitement avec réactions. Nous exposerons donc la progression de ces tuberculines en même temps que la progression de Sahli.

En France, les praticiens se servent de la tuberculine de l'Institut Pasteur.

C'est celle que nous avons nous-même employée.

Dans notre expérimentation, nous avons suivi la technique conseillée par M. Küss, qui doit être publiée dans son ouvrage intitulé : « Les Maladies des Voies respiratoires ».

Nous pensons qu'il n'est pas inutile d'exposer brièvement la technique employée pour préparer les solutions mères et les diverses dilutions

Selon le conseil de M. Küss on prépare deux solutions mères, l'une au cinquantième, et l'autre au cinq centième, par une simple dissolution stérilisée de tuberculine solide purifiée de l'Institut Pasteur, dans de l'eau glycérinée à 50 %.

La technique est la suivante :

Solution mère forte. — On dessèche sous la cloche à vide la tuberculine solide, et l'on en pèse deux grammes (à un

milligramme près) dans une capsule de platine ; on ajoute
environ vingt centimètres cubes d'eau distillée et on favorise la dissolution en chauffant légèrement.

D'autre part, dans un flacon jaugé de cinquante cent.
cubes, on verse jusqu'à affleurement du trait de jauge, de
la glycérine neutre officinale. On transvase cette glycérine
dans un flacon jaugé de cent centimètres cubes, dans lequel on ajoute la dissolution aqueuse de la tuberculine,
puis les eaux de lavage du flacon à glycérine et de la capsule de platine. On assure le mélange en agitant très pru-
demment, de manière à ne pas former de bulles d'air, et
on affleure finalement au trait de jauge 100 ; l'affleurement
doit avoir lieu après que le mélange est effectué, en raison de la contraction assez notable qui se produit (environ
0,8 %).

On stérilise à l'autoclave à 110° pendant quinze minutes, dans un flacon hermétiquement bouché.

On obtient ainsi une solution mère dont cinquante cent.
cubes contiennent vingt-cinq cent. cubes de glycérine et
un gramme de tuberculine solide.

Cette solution, préparée avec de la glycérine de densité $= 1,253$, a une densité de 1,142 à 15°.

Solution mère faible. — A. On procède comme pour la
solution mère forte, avec les quantités suivantes :
Tuberculine solide purifiée ...   100 milligrammes.
Glycérine neutre officinale....   25 cent. cubes.
Eau distillée................. Q. S. pour 50 cent. cubes.

B. On prépare la solution mère faible en diluant au
dixième la solution mère forte. Pour cela, on verse dans
une burette graduée stérilisée, jaugeant 10 cent. cubes

depuis le 0 jusqu'au robinet, 7 cent. cubes, 5 d'eau glycérinée stérilisée (glycérine, 25 cent. cubes ; eau distillée,
Q. S. pour 50 cent. cubes) ; on achève de remplir jusqu'au
0 avec la solution mère forte ; on laisse écouler ces
10 cent. cubes dans un vase stérilisé, et on ajoute avec la
même burette, 15 cent. cubes d'eau glycérinée. La solution mère faible, préparée avec de la glycérine de densité = 1,253 a une densité de 1,133. (M. Küss : « Les Maladies des Voies respiratoires ».)

Ces solutions se conservent très longtemps, mais à
l'obscurité. Toutefois, la solution faible serait, d'après M.
Küss, beaucoup moins stable que la solution forte. Il
sera donc préférable de renouveler de temps à autre la
solution faible.

Suivant toujours l'exemple de M. Küss, nous avons en-
fermé nos solutions mères dans des pipettes spéciales fer-
mées par deux robinets et munies d'un compte-gouttes
cylindrique.

Le poids des gouttes est approximativement de 34,26
milligrammes pour la solution forte, de 36,76 millig. pour
la solution faible, la première contenant 0,6 millig. de tuberculine, l'autre 0,065 milligramme.

Les deux pipettes sont placées, à l'abri de la lumière,
sur un même support ; à côté d'elles, il faut toujours con-
server une pipette à deux traits de un cent. cube, et une
burette de 10 cent. cubes graduée par vingtième de cent.
cube, et enfin du sérum artificiel stérile.

Préparation des solutions diluées. — Cette préparation
a lieu de la façon suivante : « D'une part, à l'aide de la

burette, on verse dans les flacons étiquetés au préalable, la quantité de sérum artificiel indiquée par le barème ; d'autre part, on ajoute le nombre voulu de gouttes de la solution mère, en prenant les précautions indiquées ci-dessous, nécessaires et suffisantes pour avoir constamment des gouttes du même poids :

1° Après avoir essuyé le compte-gouttes, on l'amorce avec la solution (en soufflant brusquement par le tube de caoutchouc), sans laisser de bulles d'air dans le compte-gouttes ;

2° A l'aide du bord d'un carré de papier buvard, imprégné avec une ou deux gouttes de la solution mère, on mouille tout le pourtour du compte-gouttes sur une hauteur de 4 à 5 millimètres ;

3° On laisse tomber les gouttes à pleine ouverture des deux robinets, en s'assurant que chacune d'elles, avant de tomber, mouille effectivement le cylindre extérieur à gauche et à droite;

4° Finalement, on ramène par aspiration dans la pipette, le contenu du compte-gouttes et on essuie celui-ci.

Les solutions diluées doivent être absolument limpides et rester à l'obscurité jusqu'au moment de l'emploi ; on ne les fera pas longtemps à l'avance (le jour même ou la veille), mais on évitera de les préparer immédiatement avant les injections, car on s'exposerait à ce que le mélange ne fut pas homogène : il faut d'ailleurs favoriser la répartition des gouttes dans le sérum en agitant le flacon à plusieurs reprises. (M. Küss « Les Maladies des Voies respiratoires »).

C'est l'échelle des solutions de Beraneck qui a été employée. Chaque solution est deux fois plus forte que la précédente, et les solutions se succèdent par ordre alphabétique depuis A jusqu'à P.

Un centimètre cube de la solution A renferme 0,05 centimilligramme de tuberculine ; un cent. cube de la solution P en contient un centigramme.

La quantité injectée se note aisément en faisant suivre la lettre désignant la solution d'un indice inférieur correspondant au nombre de dixièmes de cent. cube injecté.

Il est bien évident que chaque changément de concentration n'a aucune importance, si la dose de tuberculine injectée ne varie pas ; et contrairement à ce que dit Sahli, il faut admettre que $A^8 = B^4 = C^2 = D^1 = E^1/^2$, etc.

Nous empruntons au remarquable travail de M. Küss, le tableau ou barême pour la préparation des solutions. Il nous a donné toute satisfaction, tant par sa clarté lumineuse que par la grande simplicité qu'il offre dans la pratique thérapeutique.

M. Küss conseille quatre espèces de progression : d'une part, la progression très rapide qui consiste à utiliser une solution sur deux de notre tableau, en injectant successivement 3 1/2, 5, 7, 9 dixièmes de cent. cube de la solution ; puis une progression rapide où, pour chacune des solutions A à P, on injecte 6 1/3, 8, 10 dixième de cent. cube.

D'autre part, deux progressions que l'on appelle lentes : la première, appelée ordinaire lente où, pour chacune des solutions, on injecte 5, 6, 7, 8, 9 dixième de cent. cube ; la seconde, appelée très lente, où, pour chacune des solutions, on progresse par vingtième de cent. cube, c'est-à-dire où l'on injecte, 5, 5 1/2, 6, 6 1/2 etc., dixièmes de cent. cube.

BARÈME

Pour la Préparation des Solutions de Tuberculine

Solutions diluées.	Nombre de gouttes DE LA		NOMBRE de cent. cubes d'une solution intermédiaire	SÉRUM ARTIFICIEL	Un cent. cube de solution renferme		OBSERVATIONS
	solution mère-faible $\frac{1}{500}$	solution mère-forte $\frac{1}{50}$			en centi-milligr.	en milligr.	
A			1^{cc} de E	15	0,05	$\frac{1}{2000}$	
B			1^{cc} de E	7	0,1	$\frac{1}{1000}$	
C			1^{cc} de E	3	0,2	$\frac{1}{500}$	
C'			1^{cc} de I	49	»	»	$C_{1/2} = \frac{1}{10.000}$ de m. gr.
D	I			16,20	0,4	$\frac{1}{250}$	
E	I			8,10	0,8	$\frac{1}{125}$	
F	I			4,05	1,6	$\frac{1}{63}$	$F_6 = \frac{1}{100}$ de m. gr.
G	I			2,15	3	$\frac{1}{33}$	
H	I			1,05	6	$\frac{1}{16}$	$H_1 = \frac{1}{160}$ de m. gr.
H'		I		10	»	»	$H_4 = \frac{1}{100}$ de m. gr.
I		I		6	10	$\frac{1}{10}$	
J		I		3	20	$\frac{1}{5}$	$J_{1/2} = \frac{1}{100}$ de m. gr.
K		1		1,5	40	$\frac{2}{5}$	
L		II		1,5	80	$\frac{4}{5}$	
M		II		0,9	125	$1\frac{1}{4}$	$M_8 = 1$ m. gr.
N		IV		0,85	250	$2\frac{1}{2}$	
O		X		0,9	500	5	
P		XX		0,6	1000	10	

Dans nos essais, nous avons suivi la progression ordinaire lente ; puis, après quelques tâtonnements , nous avons choisi de préférence la progression très lente. Elle est encore beaucoup plus rapide que les progressions de Denys, Béraneck et Sahli.

*
* *

Alors que l'ancienne tuberculine de Koch est concentrée au dixième, le bouillon filtré de Denys est expédié et livré dans le commerce en huit dilutions croissantes désignées par $\frac{T.\,O.}{10.000}$, $\frac{T.\,O.}{1.000}$, $\frac{T.\,O.}{100}$, $\frac{T.\,O.}{10}$, T. O., T. O^1, T. O^2, et T. O^3. Chacune de ces concentrations est dix fois plus forte que la précédente, de sorte que la dilution n° 8 $= \frac{T.\,O.}{10.000} =$ O, 00000001 cent. cube de bouillon filtré pur. On commence par une division, c'est-à-dire un dixième de seringue de la solution $\frac{T.\,O.}{10.000}$, puis, après dix injections, on débute à un dixième de seringue de la solution $\frac{T.\,O.}{1.000}$.

Denys pratique en général les injections tous les trois jours, mais il peut se faire que l'état du malade lui commande une progression plus rapide ou plus lente.

*
* *

Béraneck, sur les conseils de Sahli qui trouvait que le saut était trop brusque d'une concentration de la tuberculine de Denys à une autre, a établi une échelle de dilutions basée sur le rapport de 1 à 2. La concentration des solutions augmente donc d'après la puissance 2 au lieu de la puissance 10; elle permet par conséquent d'être encore plus prudent, s'il est possible, dans l'application du traitement.

La tuberculine de Béraneck est livrée dans le commerce en treize concentrations principales désignées par $\frac{A}{32}$, $\frac{A}{16}$, $\frac{A}{8}$, $\frac{A}{4}$, $\frac{A}{2}$, A, B, C, D, E, F, G, H.

L'échelle des solutions sera donc la suivante :

H $=$ Tuberculine Béraneck pure, ou T. B. K., $G = \frac{T.\ B.\ K.}{2}$ on arrive donc à $\frac{A}{2} = \frac{T.\ B.\ K.}{256}$, $\frac{A}{32} = \frac{T.\ B.\ K.}{2.048}$, jusqu'à $\frac{A}{128} = \frac{T.\ B.\ K.}{16.384}$, et l'on peut continuer indéfiniment.

Sahli, dans son ouvrage, a donné de longues explications au sujet de l'avantage de cette échelle des solutions. Il est évident, en effet, qu'au point de vue prudence, il est préférable d'employer des concentrations de deux en deux fois, que de dix en dix fois plus fortes.

Le traitement est le suivant :

On commence par injecter une des plus faibles doses de la concentration la plus faible, on augmente ensuite progressivement les doses, de façon qu'à aucun moment il ne survienne d'effets toxiques cliniquement appréciables. On va en augmentant, s'il est possible, jusqu'au maximum absolu, c'est-à-dire une pleine seringue de la solution la plus forte.

Par dose initiale, Sahli désigne 1/20ᵉ de cent. cube de la concentration $\frac{A}{32}$; si elle est bien tolérée, il la répète deux ou trois fois. Se produit-il des phénomènes réactionnels, on réduit la dose suivante à 1/40ᵉ de $\frac{A}{32}$. S'il ne se produit aucune réaction, on augmente chacune des injectisns suivantes de 1/20ᵉ de cent. cube, jusqu'à la dose de

$1/2 \frac{A}{32}$; puis on passe à la solution $\frac{A}{16}$ que l'on réduit en injectant seulement une dizaine de cent. cube pour accorder un peu de repos à l'organisme.

Les injections ne doivent pas dépasser deux par semaine, et quand on arrive aux solutions fortes, on ne doit en faire qu'une par semaine.

Tels sont les principes qui régissent la pratique des injections infinitésimales.

Il est évident que l'on peut se servir de la tuberculine Béraneck de toute autre façon et que l'on pourrait aussi bien pratiquer une progression rapide qu'une progression lente. Cette progression est d'ailleurs sujette à bien des variations que commandent les malades différents auxquels on injecte la tuberculine, et Sahli insiste beaucoup sur l'importance du quotient individuel pour déterminer la progression à adopter.

En France, les auteurs qui sont partisans des doses ne provoquant pas de réaction (MM. Rénon et Guinard), se servent de la tuberculine de l'Institut Pasteur.

M. Rénon commence le traitement avec un demi-millième de milligramme pour arriver progressivement jusqu'à un deux-centième de milligramme, dose qu'il n'a jamais dépassée, en raison des réactions notées sur les malades. Il espace les injections de quatre à douze jours, mais il insiste beaucoup sur la surveillance que demande le traitement. « On ne sait jamais, dit-il, quelle dose de tuberculine il conviendra d'injecter la fois suivante ; cela dépend de l'absence ou de l'intensité de la réaction générale et locale présentée par le malade ».

Encore qu'en pathologie générale, on puisse et on doive

admettre, avec M. Küst, que la réaction pulmonaire limi-
tée est utile aux tuberculeux, dans la pratique médicale il
ne faut pas chercher à obtenir des réactions.

*
* *

Nous voyons donc que si la conduite des auteurs est
toute différente, en égard aux effets qu'ils cherchent à
obtenir et par conséquent aux doses qu'ils injectent, ils
sont unanimes à déclarer qu'une surveillance efficace est
nécessaire, et qu'il vaut mieux régler chaque injection
nouvelle de tuberculine d'après les symptômes observés
par l'injection précédente.

Mais cette observation des malades est, en somme,
toute empirique, et l'on n'est plus d'accord au sujet de la
valeur des symptômes observés. Les uns ont surtout en
vue la réaction locale, pour d'autres, Sahli, par exemple,
l'inappétence et l'insomnie ont autant de valeur que la
fièvre. Aussi peut-on se demander si nous ne sommes pas
en possession d'une méthode scientifique qui nous per-
mette de juger exactement la médication.

On a pensé aux injections diagnostiques.

Mais, tout d'abord, les partisans de la mithridatisation
condamnent absolument ce procédé.

« Comment pourrai-je, dit Sahli, être assez aveugle et
dépourvu de logique pour exposer un malade aux dangers
d'une surcharge toxique dans un but diagnostique, après
avoir affirmé ma conviction que le traitement par la tuberculine n'est inoffensif qu'à la condition d'éviter toute réaction? » Avec la tuberculino-diagnostic, on impose à l'or-

ganisme une surcharge de tuberculine afin qu'il réagisse ;
il n'est d'ailleurs pas plus probant négatif que positif.

Tels sont les arguments de l'école de Sahli.

Parmi ses adversaires, plusieurs ont constaté qu'une
réaction violente succédait immédiatement à l'épreuve
diagnostique pendant le traitement.

Parmi les partisans de la cuti ou de l'intra-dermo réaction, il n'en est pas un seul, à l'heure actuelle, qui ne doute
de la valeur des nouvelles méthodes dans le diagnostic de
la tuberculose. A plus forte raison, comment voudrait-on
apprécier justement par le tuberculino-diagnostic l'aggravation ou l'amélioration d'une bacillose.

Wright en découvrant les opsonines, en surveillant l'indice opsonique des tuberculeux nous a-t-il donné un
moyen plus pratique de pronostiquer une réaction favorable ou une aggravation chez les malades tuberculinisés ?
La question est difficile à résoudre. Théoriquement l'on sait
que le principe de la méthode imaginée par Wright consiste essentiellement à mettre en contact pendant un temps
déterminé des quantités égales : 1° de globules blancs
lavés ; 2° d'une émulsion de bacilles ; 3° du sérum à étudier. Le tout est mélangé puis aspiré dans le tube capil-
laire d'une pipette et mis à l'étuve à 37° pendant quinze
minutes. On fait ensuite avec ce mélange des préparations
que l'on colore par les méthodes usuelles. On compte alors
le nombre moyen de bacilles englobés par un leucocyte
polynucléaire. Si l'on a compté par exemple 100 polynucléaires ayant englobé sous l'influence du sérum étudié
220 microbes, on obtient pour un leucocyte une moyenne
de 2,20. Ce chiffre représente le pouvoir opsonique du
sérum étudié.

On cherche alors par le même procédé le pouvoir opsonique du sérum d'un individu normal en employant la
même émulsion microbienne et les mêmes globules blancs.
Si l'on compte 100 polynucléaires ayant englobé 150 bacilles, on dira que le pouvoir opsonique du sérum normal
est de 1,50.

Il est alors possible de calculer l'indice opsonique.

« L'indice opsonique est le rapport entre le pouvoir d'en-
glober des bacilles dont jouissent les polynucléaires
actionnés par un sérum normal et le pouvoir dont ils sont
revêtus quand ils reçoivent l'impulsion d'un sérum prove-
nant d'individus en état d'infection.

Dans l'exemple que nous avons choisi, l'indice opsonique est donc fourni par le rapport $\frac{2,20}{1,50} = 1,47$.

La valeur du pouvoir opsonique du sérum d'individus
normaux, pour le bacille de Koch, oscillerait entre 0,80
et 1,20 d'après Wright, serait voisine de 0,95 d'après Bulloch et en toute façon très voisine de l'unité.

Pour Wright si dans le cas d'une personne suspecte de
tuberculose, la détermination de l'indice opsonique répétée un certain nombre de fois accuse des valeurs normales
l'hypothèse d'une infection tuberculeuse doit être écartée.
Si l'indice accuse des valeurs subnormales le malade est
atteint d'une infection tuberculeuse latente ou d'une affec-
tion tuberculeuse circonscrite.

Les observations de Bulloch confirment cette règle.

Dans la tuberculose pulmonaire la mesure de l'indice
opsonique présente une fixité bien moindre que dans les
tuberculoses locales. Wright donne comme chiffres extrê-
mes 0,3 et 1,8. Urwick atteint 2,6.

D'une façon générale les indices à valeur basse sont le fait de la phtisie chronique, ceux à valeur élevée s'observent au début de la tuberculisation pulmonaire qu'elle qu'en soit la forme.

Dans les formes aiguës ou subaiguës, dans les septicémies bacillaires, l'indice opsonique présente des oscillations considérables.

Les oscillations spontanées chez le même sujet constituent d'ailleurs la caractéristique des tuberculoses locales, on n'obtient ces oscillations que par des artifices. Chez le phtisique la moidre cause les détermine (marche, examen médical prolongé) et Wright rapproche de cette instabilité humorale l'instabilité thermique si connue chez ces malades.

« En résumé un pouvoir opsonique faible signifie tuberculose, un indice opsonique élevé pris isolément ne possède aucune signification diagnostique. Sa constatation oblige à construire une courbe qui, si elle est régulièrement élevée indique une infection tuberculeuse antérieure, bien guérie, ayant dans une certaine mesure vacciné l'organisme, et qui si elle est alternativement haute et basse indique une tuberculose en pleine marche et dont l'activité se mesure en quelque sorte à l'amplitude des oscillations.

Comment appliquer ces données à la surveillance du traitement par la tuberculine.

La stabilité de l'indice quelle qu'en soit la valeur, indique un arrêt dans la marche de la tuberculose sa tendance à la localisation.

Les variations de la courbe opsonique annoncent au contraire une tuberculose en pleine activité et sont d'un pronostic détestable.

Un phtisique qui marche vers la guérison stabilise son indice au voisinage de l'unité (0,8).

Dans ces conditions il est évident que dans le cours du traitement tuberculinique, la surveillance de la courbe opsonique aurait un intérêt primordial. Elle permettrait de connaître la moindre réaction du malade et de savoir s'il est en état de faire les frais de la cure.

Malheureusement nous ne croyons pas en raison des difficultés d'exécution qu'elle comporte et des relatives conclusions que l'on en peut tirer, que la méthode opsonique devienne jamais d'une pratique courante dans les laboratoires et à plus forte raison entre les mains d'un médecin exerçant. Tous ceux qui se sont occupés de cette question reconnaissent la difficulté pour ne pas dire l'impossibilité de faire entrer les opsonines dans la clinique journalière, en raison des erreurs énormes, que les fautes de technique ou d'interprétation peuvent y faire commettre.

Il reste donc encore à trouver une méthode scientifique, à la portée de tous les praticiens qui manient la tuberculine et leur permettant d'en surveiller rigoureusement l'emploi.

Peut être la Cuti ou l'Intra dermo réaction seront-elles modifiées, ou les connaîtra-t-on mieux ; c'est peut être la voie d'avenir dans le traitement par la tuberculine et M. Mantoux vient de publier une nouvelle méthode d'Intra-dermo réaction, que l'on pourrait appliquer à la surveillance des injections thérapeutiques.

Il n'injecte plus la même tuberculine, mais il en fait

des dilutions plus ou moins concentrées de façon à pouvoir dépister la sensibilité du malade avec la concentration la plus faible. Déjà des auteurs allemands, entre autres le Prof. von Müller, de Münich (*Münch. med. Woch.*, 5 octobre 1909), avait conseillé de se guider sur la sous-cuti-réaction locale dans le choix des doses thérapeutiques.

Cette sous-cuti-réaction locale se montrerait avant la réaction générale, et son degré serait en rapport direct d'une part avec l'intensité de la fièvre et d'autre part avec la réaction au niveau des lésions tuberculeuses du poumon.

La sous-cuti-réaction serait donc une image des modifications déterminées par la tuberculine dans les lésions pulmonaires.

Cela étant, on commencerait par une dose minime de tuberculine qu'on augmenterait rapidement jusqu'à l'apparition au point injecté d'une infiltration inflammatoire petite, mais nettement perceptible.

On attendrait ensuite que cette sous-cuti-réaction se fût complètement dissipée, et on reprendrait alors les injections de tuberculine en débutant par une dose qui, suivant l'intensité de la réaction locale obtenue, serait supérieure-inférieure ou égale à la dose précédente.

Ces procédés n'ont pas encore été assez étudiés pour que nous nous permettions d'en parler plus longuement.

La critique paraît cependant assez facile, car l'empirisme est à la base de cette méthode, au même titre qu'à la base de la thérapeutique tuberculinique.

Il est aussi facile de chercher la sensibilité d'un malade

avec une dose thérapeutique, que de la trouver par une sous-cuti ou une intra-dermo-réaction.

D'ailleurs on ne devra jamais négliger la comparaison avec les résultats cliniques, pour donner le maximum de sécurité dans l'application du traitement.

Tous les procédés de laboratoire viennent simplement s'ajouter aux renseignements fournis par la clinique : étude des symptômes fonctionnels et généraux relevant de l'imprégnation bacillaire, fièvre, amaigrissement, etc..., recherche minutieuse des symptômes physiques, fournis par la palpation, la percussion, l'auscultation, complétés eux-mêmes par l'examen radioscopique du thorax, l'examen des crachats, les réactions thermiques, l'état des échanges organiques.

RÉSULTATS DE LA CURE TUBERCULINIQUE

Ainsi donc, il n'est pas un seul point de la tuberculino-thérapie qui ne soit âprement discuté dans les deux écoles en présence.

Recherchant des effets différents, s'adressant à des tuberculines diverses et les employant à des doses relativement fortes ou infinitésimales, il semble donc que nous aurons des résultats tout à fait différents selon que le médecin qui les donne est partisan du traitement avec réactions ou du mithridatisme.

Il n'en est rien cependant, et que l'on s'adresse aux auteurs allemands, suisses, belges ou français, que l'on s'adresse à Sahli ou à Pétruschki, c'est partout sinon l'enthousiasme, du moins la confirmation que la tuberculine ne peut produire que d'excellents résultats quand elle s'adresse à une certaine catégorie de tuberculeux.

Et, de fait, tous les auteurs s'accordent à constater dans la plupart des cas, la diminution du foyer, l'amélioration de l'état général, et principalement de l'appétit, par suite l'augmentation du poids, la diminution de l'expectoration et de la toux. Le laboratoire montre, dans bien des cas, la diminution des bacilles, et l'augmentation des polynucléaires dans le sang paraît être l'indice d'une défense nouvelle de l'organisme.

Si ces résultats sont évidents, il faut cependant se mé-

fier des statistiques. Tous les auteurs sont, en effet, en-
clins à les améliorer, car la statistique est essentiellement
malléable et se prête à toutes les formes qu'on veut bien
lui faire subir.

Cela est vrai principalement pour la tuberculine Sahli,
malgré sa grande expérience, estime qu'« une casuistique
thérapeutique, vu la variété des cas, n'a pas de valeur
démonstrative pour celui qui n'a pas suivi personnellement ces cas et n'a pas assisté aux péripéties de la maladie ».

Il n'y a pas de maladie plus polymorphe que la tuberculose et qui offre plus de difficultés de classification.

Au point de vue thérapeutique, une statistique utile
devrait être basée sur la sensibilité du malade à la toxine,
et c'est pour le moment une impossibilité.

Le traitement par la tuberculine est, d'autre part, difficile et long, et une bonne statistique devrait demander
des années. Ces considérations nous ont conduit à insis-
ter beaucoup plus longuement sur la pratique du traitement et les résultats qu'on peut en obtenir.

Les effets thérapeutiques de la tuberculine se montrent
quelquefois rapidement, et cependant, le traitement bien
compris, tendant au maximum de réussite est toujours
très long.

Il faut donc prévenir le malade, et, s'il ne dispose pas
de quelques mois, il vaut mieux ne pas entreprendre le
traitement.

On comprend donc combien il est difficile de parler de
résultats. On pourra seulement parler des cas que l'on a
observés et qui sont tous plus variables les uns que les
autres.

Cependant, on peut donner une appréciation approximative des améliorations que l'on obtient, et certains auteurs ont pu même parler de guérison par la tuberculine.

Les malades sont souvent guéris dans un laps de temps très court, dit Sahli, s'ils sont pris au début et apyrétiques. Les premiers symptômes d'une action favorable sont le relèvement de l'état général, de l'appétit, du poids, de l'aspect extérieur du malade; bientôt l'on voit s'adjoindre les symptômes d'une amélioration locale : cessation de la toux, disparition des râles, diminution de la matité, résolution des ganglions engorgés; quand les malades sont déjà fébriles, il n'est pas rare, et tous les auteurs s'accordent sur ce point, de voir la fièvre baisser, puis tomber définitivement, et ces cas comportent alors un pronostic aussi favorable que les premiers.

Sur 442 cas traités, 193, d'après la statistique de Denys sont guéris et demeurent tels; 56 expectorent encore des bacilles, quoique ayant toutes les apparences d'une bonne santé; 65 sont améliorés, 19 sont restés stationnaires, 2 sont en recul, 100 ont succombé (toutes les lésions avancées).

D'après une statistique publiée par le Dr Pâris, de Neufchâtel (*Revue médicale de la Suisse romande*, 20 octobre 1904), 43 % des malades ont été améliorés et guéris conditionnellement, 15, 4 % sont restés stationnaires; enfin il y a 41, 6 % de résultats nuls ou temporaires.

Les malades guéris sont tous des tuberculeux apyrétiques au début; les résultats nuls s'appliquent tous à des lésions avancées, et M. le Dr Pâris conclut que la tuberculine de Béraneck a une action curative évidente sur les tuberculoses au début, que cette action se manifeste même dans les cas de deuxième degré, et que si elle n'est pas le remède curatif par excellence, elle est du moins un puissant agent de traitement.

M. Verhoogen (*Société des Sciences médicales de Bruxelles*, 3 mai 1909) a donné une statistique favorable aux cas de début ; il les traite par l'émulsion bacillaire de Koch ; quant aux cas avancés, le résultat a été absolument nul.

Sur 11 malades traités à l'hôpital Saint-Pierre, 6 sont restés stationnaires ; dans 5 cas, la courbe thermique a été influencée d'une manière favorable, et d'après ces résultats, M. Verhoogen conclut cependant qu'il faut essayer à la période ultime de la tuberculose, de combattre la fièvre hectique, qui épuise le malade, par des injections de tuberculine.

Tous les auteurs ne partagent pas cette opinion ; les statistiques, en effet, s'appliquent surtout aux tuberculoses au début.

M. Jacquerod (*Société vaudoise de médecine*, 2 décembre 1905), a traité 30 tuberculeux fébriles du deuxième et du troisième degré, avec ou sans cavernes : Le traitement dut être abandonné chez dix d'entre eux tout à fait au début, et c'était les cas les plus graves, pour les autres, le résultat a été une diminution considérable et très marquée de l'intensité et de l'étendue des lésions pulmonaires, en même temps qu'un relèvement manifeste de l'état général. Pour deux malades, la guérison a été complète.

Dans sa communication, M. Jacquerod se déclare un partisan enthousiaste de la méthode dans les tuberculoses au début et apyrétiques ; mais il en exclut tous les autres cas, même les tuberculoses au début fébriles.

Les considérations varient donc selon les statistiques, mais leur ensemble est très nettement en faveur de la tuberculine dans les tuberculoses apyrétiques au début.

L'interprétation des résultats moins encourageants est excessivement délicate, et chaque auteur suivant son quotient personnel, apprécie à sa façon l'utilité et l'opportunité de la tuberculine dans les cas plus graves.

Pourtant, la majorité des auteurs ne semble pas devoir exclure les tuberculoses fébriles au début du bénéfice du traitement, et rares sont ceux qui partagent l'opinion de Jacquerod.

En France, on n'a pas publié jusqu'à présent, de statistique de sanatorium ; mais M. Rénon (*Société d'Etudes scientifiques de la tuberculose*, 11 mars 1909) a publié une statistique comprenant 30 malades, dont 6 de la ville et 24 de l'hôpital. C'étaient tous des tuberculeux indiscutables, présentant des bacilles dans leurs crachats ; ils étaient tous dans un état d'apyrexie relative ; la plupart n'avaient jamais eu d'hémoptysie ; les lésions pulmonaires variaient depuis le ramollissement le plus léger jusqu'à la plus petite caverne ; les malades n'étaient porteurs d'aucune autre tuberculose sauf dans trois cas.

Or, 19 ont été améliorés, 5 sont restés stationnaires, 5 ont été aggravés, 1 a succombé.

L'amélioration a porté sur le poids, sur l'état général, sur l'expectoration qui s'est tarie, sur les lésions locales qui se sont séchées. Chez quelques-uns, la bacillose a continué à évolué trois mois après leur sortie de l'hôpital ; chez d'autres, revus 6 à 8 mois après, le bénéfice acquis s'était conservé.

L'état est resté stationnaire chez 5 malades, sans modification aucune, chez 5 autres, le poids a baissé : la température s'est élevée de deux dixèmes de degré à deux degrés ; l'expectoration est devenue plus abondante ; l'état général s'est altéré.

Enfin, un malade a succombé ; il avait eu une hémoptysie six mois auparavant. M. Rénon lui a inoculé trois fois de la tuberculine en 35 jours, une fois un millième et deux fois un cinq centième de milligrammes. La première injection n'a pas produit de réaction ; la deuxième et la troisième ont été suivies d'une élévation thermique de un degré ; 20 jours après la dernière injection, il présenta tous les signes de foyers multiples de broncho-pneumonie tuberculeuse.

Dans les cas stationnaires et aggravés, il s'agissait de tuberculoses plus anciennes et, dans quelques cas, hémoptoïques. Aussi M. Rénon conclut-il que la condition essentielle du traitement est l'apyrexie relative du malade, que les contre-indications sont les tuberculoses fébriles, hémoptoïques, à marche aiguë, en activité progressive et cavitaire.

Notre expérimentation personnelle est trop peu étendue, a porté sur trop peu de cas pour qu'il nous soit permis d'émettre un avis autorisé.

Pourtant, nous publions l'observation d'une tuberculose à forme hémoptoïque chez une femme de 30 ans, qui fut manifestement aggravée par la tuberculine (Obs. I).

Nous avons pratiqué les injections, dans les autres cas, à des tuberculeux au début ; les résultats ont été assez encourageants pour que la méthode soit continuée à l'hôpital Tenon.

Une femme de 21 ans, atteinte depuis six mois de ramollissement bilatéral des deux sommets et d'un abcès froid costal, a vu son poids augmenter et son état général s'améliorer sensiblement; les râles ont complètement disparu (Obs. II).

Une autre malade, atteinte de tuberculose ganglionnaire et de lésions pulmonaires au début, a été absolument dans le même cas et s'est trouvée tout aussi bien du traitement (Obs. III).

Un homme de 38 ans, de la salle Lelong, porteur d'une tuberculose plus ancienne, datant d'un an et demi, à lésions bilatérales occupant toute la hauteur des poumons, a présenté pendant le traitement quelques réactions assez intenses, puis a bénéficié notablement lui aussi, du traitement.

Les statistiques d'hôpital ne peuvent cependant pas être comparées à celles des sanatoria, parce qu'il faut bien le dire, le traitement par la tuberculine doit, pour réussir, être associé avec une hygiène suffisante que l'on ne peut pas trouver dans un hôpital.

Pour réussir, il faut l'association intelligente et confiante du malade et du médecin. Le malade doit être prévenu qu'il aura à se traiter longtemps, que, même s'il se sent très bien, il ne doit rien changer à son genre de vie sans l'autorisation du médecin; seul, ce dernier doit-être juge de l'opportunité qu'il y a d'interrompre ou de cesser le traitement.

Le traitement des tuberculeux est encore chose très ingrate; quand le malade va très bien, il a souvent le sentiment qu'en somme il n'avait rien de sérieux et qu'il est donc tout naturel qu'il guérisse. Il faut donc s'estimer heureux quand le malade ou ses proches ne suspectent pas le médecin de faire durer le traitement à plaisir.

Le repos et une nourriture suffisante sont les deux conditions indispensables du traitement. Dans un petit nombre de cas seulement, le malade pourra continuer son travail. La plupart du temps, il ne devra commencer à travailler que vers la fin de la cure, et toujours sous la surveillance du médecin. Un malade qui s'expose à des fatigues perd en peu de temps tout le bénéfice de longues semaines de traitement.

Il est inutile de nous étendre sur les conditions du traitement hygiénique des tuberculeux; il faut l'appliquer de son mieux, mais sans exagération. Il est possible de respirer un air pur partout, et, comme le fait remarquer justement M. Rénon, il n'existe pas de climat spécifique de la tuberculose. Le sanatorium est utile parce que ce n'est que là que cette association du malade et du médecin sera réalisée dans de bonnes conditions, et parce que l'on n'y a pas la sensation de faire autre chose que de s'y soigner.

Avant le traitement, il est absolument indispensable d'observer le malade pendant quelques jours.

Il faut lui apprendre soigneusement son régime à suivre, les précautions à observer dans son entourage; il faut lui apprendre à mesurer exactement sa température toutes les 4 ou 6 heures. Il faut noter son pouls chaque matin au repos complet, et lui recommander de se peser chaque semaine et de mesurer son expectoration journalière.

En même temps que ces diverses données seront pour le médecin un guide précieux, elles serviront certainement d'encouragement pour le malade.

La tuberculine est un bon agent thérapeutique, mais les résultats qu'on en obtient dépendent surtout des détails du traitement, et d'une association bien comprise, avec une hygiène bien réglée.

C'est l'opinion unanime de tous les médecins qui en ont usé, que la tuberculine n'est pas une médication spécifique, mais un excellent adjuvant.

Observation I.

Mme E..., Eugénie, âgée de 30 ans, entre le 5 février 1910. Salle Bouillaud n° 9, pour points de côté droit et pour étouffements. Antécédents héréditaires : père mort il y a 24 ans, probablement de tuberculose pulmonaire mère âgée de 57 ans, probablement bacillaire.

Mariée, a eu trois enfants, l'un mort à deux mois.

Antécédents personnels : pas de rougeole. Se porte bien jusqu'à 19 ans.

A ce moment, la malade a une hémoptysie. Pendant le mois qui précéda l'hémoptysie, elle se sentait à bout de forces. Au milieu de l'atelier où elle travaille, la malade tousse et rend des crachats teintés en masse par le sang. Elle continue à travailler, toujours à bout de force. Au bout d'un mois, elle crache du sang à flots.

A ce moment, elle prend le lit et le garde pendant un mois, elle ne peut préciser si elle a eu ou non de la fièvre.

Pendant les quatre années qui suivent, la malade va à peu près bien, mais pendant tous les hivers, elle tousse et est obligée de s'aliter. Elle s'est soignée chez elle, a eu des alternatives de rémission et de plus mal ; elle a, autant que possible, obéi à l'hygiène du bacillaire.

A 23 ans, elle a fait une congestion pulmonaire droite, saignée par M. Lannois, salle Reyer, durant 3 mois. Depuis lors, elle ne s'est jamais bien remise ; elle continue à tousser tous les hivers, et 4 ans plus tard, à 27 ans, elle revient à Tenon avec un point de côté violent et une expectoration mousseuse. On lui donne du cacodylate de soude, dit-elle, et on ne la ponctionne point. Elle reste

4 mois à l'hôpital, et le quitte pour revenir fréquemment à la consultation.

Elle continue à souffrir de névralgies de courte durée, à tousser beaucoup, et présente des signes manifestes d'imprégnation bacillaire.

Vers Noël 1909, elle prend froid, dit-elle, et son point de côté habituel s'accompagne maintenant d'accès de suffocation ; aussi entre-t elle salle Bouillaud, où ses crachats du matin sont maintenant assez abondamment striés de sang.

Les urines sont normales, non albumineuses, la courbe thermique oscille aux environs de 37°5. Les signes d'imprégnation sont assez nets, quoique les sueurs aient disparu. L'appétit manque totalement.

A l'examen, on trouve : En arrière, à droite, matité dans les fosses sus et sous-épineuses, respiration soufflante, râles sous-crépitants. bronchophonie et pectoriloquée aphone ; à gauche, diminution du murmure vésiculaire, respiration légèrement soufflante inspiration rude.

En avant, signes moins nets, mais copiés sur le même modèle.

Comme symptômes fonctionnels en plus des points de côté et des étouffements, insomnie céphalée et anorexie.

Pendant les six semaines qui suivent, la malade se trouve beaucoup mieux ; elle engraisse. Elle a ses règles le 16 février annoncées par une petite onde fébrile.

Le traitement par la tuberculine est commencé le 17 mars.

La malade a eu deux piqûres, l'une le 17 mars : 0,5 cent. cube de la solution A (Stickréaction nulle, hyperthermie 1/5) ; la seconde le 19 mars : 0,6 cent. cube de la solution A (Stickréaction nulle, hyperthermie 1/5, légère douleur).

Le traitement est suspendu en vue des règles qui sont prochaines, et qui surviennent le 21 mars, annoncées par une petite poussée fébrile de la céphalée, diminution de l'appétit, fatigue générale, insomnie et douleur du côté droit.

La malade qui jusqu'à ce jour, n'a craché que des crachats salivaires ou pharyngés, a une expectoration plus abondante un peu verdâtre.

Le 23 et le 24 mars. — Ce sont des crachats uniformément teintés de sang.

Une cuti-réaction faite le 13 mars, a été positive au 1er degré et a duré 3 jours. Nouvelle cuti faite le 21 mars, semblable à la précédente en intensité.

La petite poussée hémoptoïque actuelle est accompagnée de la diminution du poids.

Le 25 mars. — Les crachats sont rouge foncé et non pas rouge vif. C'est du sang qui a déjà stagué dans les voies respiratoires.

L'hémoptysie cesse complètement le 28 mars.

L'examen du sang pratiqué avant la première injection de tuberculine a donné : globules rouges : 2.650.000. Globules blancs : 7.260 Polynucléaires neutrophiles 70 ; Polynucléaires éosinophiles 2,3 . Lymphocytes 0,7 ; Moyens mononucléaires 14,3 ; Grands mononucléaires 12,7.

Un autre examen, pratiqué le 24 mars, a donné : Globules rouges : 3.400.000. Globules blancs : 8. 400. Polynucléaires neutrophiles, 8,3 ; Polynucléaires éosinophiles, 1,3 ; Lymphocytes, 4 ; Lymphocytes, 4 ; Moyens mononucléaires 6 ; grands mononucléaires, 5,7.

L'examen des crachats, pratiqué le même jour, 24 mars a donné macroscopiquement, on trouve dans la boîte de Pétri, du sang délayé dans la salive, avec des parties mousseuses, rosées et des zones blanches ; quelques crachats pharyngés ; des crachats hydromousseux, visqueux, avec quelques parties blanchâtres qui servent à faire des lames.

A l'examen microscopique : Pas de bacilles de Koch ; mucus. Peu d'éléments cellulaires. Ce sont surtout des cellules pulmonaires et des Polynucléaires très altérés ; les cellules pulmonaires sont plus nombreuses. Quelques petits réticulums. Nombreux globules rouges.

Infection légère des crachats.

L'examen des crachats, répété à plusieurs reprises, n'a jamais montré de bacilles de Koch, bien que les lames aient toujours été faites avec les rares parties épaisses et verdâtres de l'expectoration.

Observation II.

Mme P..., Berthe, 21 ans, entre le 26 février 1910, Salle Bouillaud, n° 8.

Depuis le commencement de l'année 1909, la malade se sent fatiguée, elle tousse, crache, et perd peu à peu ses forces. Depuis le mois d'avril, les phénomèmes s'accentuent, et depuis ce moment, elle a des points de côté, de l'anorexie et des sueurs nocturnes, et elle est obligée d'interrompre son travail.

En janvier 1910. — Elle se sent très fatiguée et très abattue ; ses règles qui n'étaient jamais douloureuses auparavant, le deviennent. C'est alors qu'apparaissent une laryngite bacillaire et un abcès froid costal dont on pratique l'incision le 25 février, veille de l'entrée à l'hôpital.

La malade n'a pas d'antécédents héréditaires et collatéraux intéressants à signaler.

Personnellement, elle a présenté trois crises de rhumatisme articulaire aigu ; elle n'a jamais eu d'autre maladie, et a toujours été parfaitement réglée depuis l'âge de 13 ans.

A l'examen, il y a de la submatité en avant et à droite, du silence respiratoire à droite, du silence et des râles à gauche.

En arrière, la respiration est normale à droite ; il y a de la submatité et du silence au sommet gauche.

On commence le traitement par la tuberculine le 17 mars.

On injecte successivement :

Le 17 mars, 0,5 cent. cube de la solution A (Stickréaction nulle, hyperthermie 1/5)
Le 19 — 0,6 — —
Le 21 — 0,7 —
Le 23 — 0,8 —
Le 26 — 0,9 —
Le 29 — 0,5 cent. cube de la solution B.
Le 31 — 0,6 —
Le 2 avril 0,7 —
Le 4 — 0,8 —
Le 6 — 0,5 cent. cube de la solution C.

Le   8 *avril*, 0,8 cent. cube de la solution   C
Le 10   —   0,8   —   »
Le 12   —   1 cent. cube   —   »
Le 14   —   0,6   —   —   D

Nous n'avons jamais observé de réaction notable.

Le 2 *avril*. — Les râles ont disparu ; en avant et à gauche, il y a toujours du silence respiratoire.

L'abcès costal est presque complètement fermé ; il reste toutefois une douleur assez vive à la pression.

On interrompt le traitement le 14 avril à cause des règles ; celles-ci ne sont pas douloureuses et durent leur temps normal.

Les piqûres ne sont pas reprises, car la malade quitte l'hôpital le 7 mai.

Le 13 *mai*. — La malade revient, disant qu'elle a rendu deux crachats gris-verdâtres légèrement teintés de sang.

A l'auscultation, on trouve à ce moment, une expiration prolongée et très soufflante à gauche et en arrière, une respiration rude et humée à gauche et en avant.

La malade est en pleine poussée ; tout le bénéfice de la cure tuberculinique est donc perdu. Elle se sent très fatiguée, et présente des points de côté dans la région sous-axillaire gauche ; elle ne tousse plus, mais son expectoration est plus abondante ; elle a de l'anorexie, des sueurs profuses ; son état général est détestable.

A la fin de cette seconde poussée, les piqûres ont été reprises le 28 juin, en commençant par la dose de 0,5 centimètre cube de la solution $\frac{A}{2}$.

Pendant le premier traitement, la malade semble avoir largement profité de la tuberculine.

L'état général s'est manifestement amélioré ; l'appétit est revenu. Pendant les piqûres, le poids est monté de 48 kilog, à 50 kilog. 500, pour redescendre immédiatement après l'interruption.

Les examens de sang, n'ont pas montré de changement notable à la suite des injections. Une particularité à signaler cependant, c'est que les globules blancs ont augmenté considérablement après la première injection pour revenir ensuite à leur toux normal.

Observation III.

P.... Berthe, 16 ans, entrée le 15 juillet 1909, salle Bouillaud, n° 3 *bis*.

Entre pour une tuméfaction bilatérale de la région cervicale, da_ tant d'il y a au moins huit ans, et ayant augmenté progressivemen de volume. Cette tuméfaction ne provoque pas de douleur sponta- née; elle est même complètement indolore à la palpation. La peau, de coloration normale, est mobile sur les plans sous-jacents. Il existe des veines dilatées dans la région sous-mentale.

Les tumeurs se décomposent en : une tumeur volumineuse située en avant de l'oreille, ovalaire, de la grosseur d'une mandarine; son extrémité supérieure est à 2 centimètres de l'implantation des che- veux, et son extrémité inférieure atteint une horizontale menée à 4 centimètres au-dessous de l'extrémité inférieure du lobule de l'oreille. La hauteur dans le sens vertical atteint 8 centimètres, dans le sens transversal, 6 centimètres. La deuxième tumeur consiste en une chaîne masquant le contour du maxillaire inférieur; elle est formée par six ganglions jusqu'à la ligne médiane mentonière.

Le premier ganglion est attenant à la grosse tumeur, il mesure 4 centimètres dans tout son diamètre et s'étend entièrement en arrière du lobule de l'oreille en recouvrant la région mastoïdienne.

Le deuxième ganglion recouvre l'angle du maxillaire qu'il empê- che de sentir; le troisième est situé au-dessus du précédent; il est gros comme une noisette; les quatrième et cinquième forment par leur ensemble une masse nodulaire grosse comme une noix, paral- lèlement au maxillaire inférieur; enfin le dernier atteint la grosseur d'un œuf; il est allongé dans la région sous-maxillaire et atteint la ligne médiane mentonière.

De l'autre côté de la ligne médiane à gauche, on constate trois ganglions : deux dans la région sous-maxillaire, un dans la région parotidienne, séparé des deux précédents par un espace de deux travers de doigt; cette tumeur parotidienne gauche, est symétrique à la droite, mais elle est moins volumineuse.

Les chaînes ganglionnaires parotidienne sont légèrement hypertrophiées ; il n'existe nulle part d'autres adénopathies, ni inguinales, ni axillaire.

Ces tumeurs sont d'une consistance uniforme; elles se laissent facilement délimiter, et on ne constate pas d'empâtement total des régions parotidienne et sous-maxillaire.

A l'examen des poumons, on trouve une respiration rude et légèrement humée à droite, normale à gauche.

Le foie est normal, la rate est perceptible.

L'état général de la malade est loin d'être excellent, âgée de 16 ans, la malade présente tous les attributs de l'infantilisme, elle n'est pas encore réglée. Son poids est de 44 kilogs 500.

Son passé est lourdement chargé : elle a eu trois érysipèles de la face, une pneumonie double et la diphtérie. Cependant, elle ne tousse jamais l'hiver, n'a jamais eu d'hémoptysie, n'a jamais présenté de signes d'imprégnation bacillaire.

Héréditairement, elle est fille de parents manifestement alcooliques ; elle a eu deux sœurs mortes en bas âge.

Le 7 *mars*, on commence la cure par la tuberculine. On pratique une injection de 0,5 cent. cube de la solution A à la cuisse gauche; elle ne provoque pas d'hyperthermie, mais une stickréaction extrêmement intense et douloureuse même que l'on a de la peine à décider la malade à recommencer les piqûres.

A cette date, l'examen du sang donne :

Globules rouges : 2.000.000; Globules blancs : 3.6000; Polynucléaires neutrophiles : 75 ; Polynucléaires éosinophiles : 3,5 ; Lymphocytes : 2,5 ; Moyens mononucléaires : 14; Grands mononucléaires : 5.

On injecte, le 9 mars, 0,6 cent. cube de la solution A, le 11 mars 0,7 cent. cube. Il n'y a plus de stickréaction, mais on constate une grande perte d'appétit et de poids (43 kilogs 650).

A cette date, le malaise est assez intense pour que l'on cesse les piqûres. Au bout de quatre à cinq jours, tout est revenu à la normale. On n'a pas constaté d'hyperthermie; aussi reprend-on les piqûres le 21 mars.

On pratique les piqûres du 21 mars au 25 avril sans interruption, et on arrive le 25 avril à 0,6 cent. cube de la solution F, après avoir injecté successivement.

Le 21	*mars*	:	0,8 cent. cube de la solution			A
Le 23	—		0,9	—	—	»
Le 26	—		0,5	—	—	B
Le 29	—		0,6	—	—	»
Le 31	—		0,7	—	—	»
Le 2	*avril*	:	0,8	—	—	»
Le 4	—		0,9	—	—	»
Le 6	—		0,5	—	—	C
Le 8	—		0,8	—	—	»
Le 10	—		0,8	—	—	»
Le 12	—		1 cent. cube		—	»
Le 14	—		0,6 cent. cube de la solution			D
Le 16	—		0,8	—	—	»
Le 18	—		0,5 cent. cube de la solution			E
Le 20	—		0,7	—	—	»
Le 22	—		0,9	—	—	»
Le 25	—		0,6 cent. cube de la solution			F

- Pendant le traitement, nous avons pratiqué deux examens de sang. Le dernier, à la date du 9 avril nous a donné :

Globules rouges : 2.500.000; Globules blancs : 5.500; Polynucléaires neutrophiles : 72; Polynucléaires éosinophiles : 1,5; Lymphocytes : 6; Moyens mononucléaires : 14; Grands mononucléaires : 6,5.

L'examen des crachats n'a jamais été pratiqué : la malade ne crache pas.

L'état général s'est manifestement amélioré; l'appétit a augmenté considérablement, il est, d'ailleurs, facile de se rendre compte de cette amélioration par la courbe de poids de la malade. Le poids passe de 44 kilogs 500 a 45 kilogs 500, le 25 avril et à 47 kilogs 100 le 15 juin.

Il n'y a jamais eu d'accidents d'aucune sorte.

Nous avons même pu constater la consistance de plus en plus

molle des tuméfactions, l'amoindrissement de leurs contours, l'élargissement des limites qui les séparent, si bien qu'actuellement, on ne peut pas dire qu'il existe une masse sous-maxillaire, car la délimitation est assez nette pour que les tuméfactions soient toutes visibles séparément.

L'état de la malade s'est amélioré sans cesse pendant le· moi de mai.

Un examen de sang pratiqué fin mai, nous a donné la formule suivante :

Globules rouges: 4.190.000; Globules blancs: 7.500; Polynucléaires neutrophiles : 45; Polynucléaires éosinophiles : 5; Lymphocytes : 10; Mononucléaires : 37 ; Formes de transition : 3.

L'état d'anémie a donc fait place à une formule à peu près normale.

Observation IV.

C... Félix, âgé de 38 ans, entré le 15 avril 1909, salle Lelong, n° 3 *bis*.

Entre avec des signes manifestes d'imprégnation bacillaire, un enrouement continuel, une toux persistante.

Il fait remonter au mois de septembre 1908, le début de sa maladie. Ayant été dîner en ville, il fut pris d'un frisson et ne put parvenir à se réchauffer. Puis, ce fut une période de malaise et d'abattement, avec perte d'appétit et sueurs nocturnes; enfin, la toux fit son apparition en novembre. Depuis lors, avec des alternatives de mieux et de plus mal, le malade a tenu bon, s'alitant quelques jours, allant à la consultation de Tenon; finalement il entre salle Lelong.

Il a eu la rougeole, puis le choléra, dit-il, à 14 ans, et jamais rien d'autre. Il prétend n'avoir jamais eu d'adénopathie cervicale. Il a fait son service militaire en Algérie ; n'a jamais contracté la syphilis. En outre, personnellement, il n'a aucun antécédent pulmonaire ; les rhumes même, dit-il, lui sont étrangers ; il n'a jamais eu d'hémoptysie et on ne peut noter chez lui aucun signe d'imprégnation bacillaire avant septembre 1908.

D'autre part, les antécédents héréditaires sont nuls, et tous ses collatéraux se portent bien.

A son entrée, il a de la matité à droite en arrière, avec râles sous-crépitants ; la température est de 38°. Il reste dans cet état jusqu'à la fin de mai où brusquement la courbe thermique monte à 40°. Les râles augmentent, et les craquements font leur apparition à gauche en arrière ; il y a des râles sous-crépitants dans toute la hauteur du poumon.

Cet état dure huit jours, puis s'amende, et la température redescend à 38°.

Le 15 *juin*. — Il présente l'état sthétoscopique suivant :

Respiration humée et rude à la base arrière gauche ; silence aux deux sommets ; matité au sommet droit. Respiration lointaine, sans râles nets, un peu de pectoriloquée aphone.

En avant, respiration humée au sommet gauche avec quelques sous-crépitants ; respiration humée et rude au sommet droit avec une expiration prolongée et quelques râles.

Il est proposé pour Brévannes.

Cet état s'amende encore pendant juillet, mais en août surviennent de légères hémoptysies, très légères ; ce sont des crachats teintés plutôt que du sang pur, et les râles sous-crépitants augmentent.

Depuis juillet, c'est toujours le même tableau sthétoscopique que présente le malade, tantôt amendé avec silence prédominant et disparition des râles, tantôt aggravé avec râles prédominants.

Le tableau fonctionnel ne varie guère ; la couche thermique oscille entre 38 et 38°,5 ; les chlorures sont normaux ; l'état général est bon.

Au moment où l'on commence les injections de tuberculine, le 7 mars, la température est à 37°5 — 38°, descendant rarement à 37° ; l'expectoration, notée chaque matin, cubait 20 cent. cubes ; les signes sthétoscopiques étaient :

A gauche, en arrière, matité dans les fosses sus et sous-épineuses, dans l'aisselle et jusqu'à la base. Respiration soufflante avec râle sous-crépitants fins dans l'aisselle.

A droite, en arrière, matité dans les fosses sus et sous-épineuses, silence respiratoire.

En avant, à gauche, respiration humée avec râles sous-crépitants, à droite, respiration humée et rude avec expiration prolongée.

On commence le 7 mars, par injecter 0,5 cent. cube de la solution A, et on continue par :

Le 9 *mars*	0,6 cent. cube de la solution	A
Le 11 —	0,7	—	»
Le 13 —	0,8	—	»
Le 15 —	0,9	—	»
Le 17 —	1 cen. cube	—	»
Le 19 —	0,6 cent. cube de la solution	B
Le 21 —	0,7	—	»
Le 23 —	0,8	—	»
Le 26 —	0,9	—	»
Le 29 —	0,5 cent. cube de la solution	C
Le 31 —	0,6	—	»
Le 2 avril	0,7 cent. cube de la solution C
Le 4 —	0,8 —	—
Le 6 —	0,8 —	—

On constate immédiatement une amélioration appréciable. L'expectoration tombe à 5 cent. cubes et est quelquefois si peu abondante qu'on ne peut la noter.

La numération sanguine qui était avant la première injection de : globules rouges : 3.400.000 ; globules blancs : 8.000 ; polynucléaires neutrophyles : 69 ; polynucléaires éosinophiles : 3 ; moyens mononucléaires : 12,5 ; grands mononucléaires : 12,5 ; lymphocytes : 9.

Est, le 19 mars, de :

Globules rouges : 3.480.000 ; globules blancs : 10.000 ; polynucléaires neutrophiles : 81 ; éosinophiles : 0,5 ; lymphocytes : 3,5 ; grands mononucléaires : 7 ; moyens mononucléaires : 8,

Les signes sthétoscopiques s'amendent, et dans l'expectoration on trouve : bacilles de Koch très peu nombreux et plutôt courts. Pas de goutelettes.

Donc, réaction de défense de l'organisme, se traduisant par une importante polynucléose. La poussée a repris ; il n'y a plus d'éosinophiles ; la tuberculine a fait renaître l'état de lutte.

Cet amendement persiste ; le malade se sent très bien ; il n'y a jamais de stick-réaction, et l'on ne peut même pas dire que la tuberculine provoque une élévation passagère de la température, la courbe thermique de 4 heures étant, en effet, très infidèle à cet égard.

Le poids se maintient. La température journalière oscille entre un minimum de 37°5 et un maximum 38° dans la première quinzaine et baisse un peu dans la troisième semaine, jusqu'à un maximum journalier de 37°5 et un minimum de 37°.

A ce moment, le 6 avril, le malade ne crache presque plus (un seul crachat par jour) ; la température va brusquement commencer à remonter, peut-être sous l'influence d'une cuti-réaction pratiquée le 7 avril.

Le 8 et le 9. — La température monte à 38°5, et de suite la cuti-réaction s'annonce comme terriblement intense ; l'oscillation journalière dépasse 5/10°, et l'examen de l'avant-bras montre un œdème important de tout le membre.

Les signes sthétoscopiques ne sont plus les mêmes : les râles augmentent ; le malade se plaint d'une oppression intense, et de points de côté persistants. Une application de pointes de feu le soulage et cet état s'améliore petit à petit.

Le 28 avril. — Il est redevenu semblable à celui que nous décrivions avant le traitement.

En un point, cependant, il y a différence totale ; le malade ne crache plus ou presque plus, et ce manque d'expectoration a coïncidé précisément avec l'acné de la poussée.

A ce moment, on cesse les piqûres.

Cet état de poussée dure une huitaine de jours. Petit à petit, les râles diminuent, la fièvre baisse, l'état redevient sensiblement le même que pendant le traitement. L'appétit reprend, et en mai on reprend les piqûres

Le 23 mai   0,5 cent. cube de la solution D
Le 25 —   0,55   —   —
Le 27 —   0,6   —   —

en injectant seulement par vingtième de cent. cube tous les deux jours.

Ainsi, pendant la première partie du traitement, le malade a présenté une réaction assez intense ordonnant la cessation des piqûres, mais qui a coïncidé avec une cuti-réaction.

A cette époque, il avait largement profité de la tuberculine, tant par une augmentation de poids notable que par une diminution considérable de l'expectoration. L'état général était sensiblement amélioré.

CONCLUSIONS

La tuberculino-thérapie reprise partout à l'étranger est restée longtemps en défaveur en France. Dans ces derniers temps quelques tentatives discrètes ont essayé de ressusciter la méthode.

Nombreuses sont les tuberculines, mais il y a moins de différences entre elles que les auteurs ne semblent vouloir le dire. Deux types sont employés de préférence, l'Alttuberculine de Koch purifiée ou non par les procédés de l'Institut Pasteur d'une part, et les bouillons filtrés pur (tuberculine de Denys) ou mélangés de bacilles traités chimiquement d'autre part (tuberculine de Béraneck).

Si avec les doses actuellement employées, la tuberculine n'est plus le poison redoutable de ses débuts thérapéuthiques, elle demeure toutefois un produit toxique très difficile à manier, et qui même à doses infinitésimales peut encore provoquer des accidents relativement graves.

Son emploi doit donc rester pour le moment, tout au moins réservé à des malades en surveillance constante de la part de médecins très habitués à cette thérapeutique, et si possible hospitalisés ou en cure de sanatorium.

Elle doit être absolument évitée au cours des tuberculoses aiguës et des poussées évolutives, chez les hémoptoïques, les fébricitants, les cavitaires : elle doit être réservée à des tuberculeux convalescents de poussées initiales encore limitées, ou à des formes plus anciennes à peine pyrétiques et sans retentissement sur l'état général. C'est un bon traitement des tuberculoses torpides, des formes traînantes, que ni l'hygiène du sanatorium, ni les procédés habituels de la thérapeutique n'arrivent à modifier.

Cette thérapeutique s'applique selon deux grands principes. — La méthode qui cherche à provoquer des réactions locales et qui emploie des doses relativement fortes. — La méthode dite de mithridatisation qui emploie des doses infinitésimales.

Selon que l'on emploiera l'une ou l'autre de ces méthodes, on se servira de la progression indiquée par les élèves de Koch pour la tuberculine de Koch par M. Kuss pour la tuberculine de l'Institut Pasteur — de la progression indiquée par Sahli pour la tuberculine Béraneck, par Denys par la tuberculine Denys.

L'enthousiasme provoqué par cette nouvelle thérapeutique n'a pour encore triomphé du scepticisme de beaucoup de médecins, tant étrangers que Français. Bien des auteurs sont d'avis que la tuberculine n'a pas produit à elle seule les résultats publiés.

Il ne faut pas oublier que dans sa période de début tout au moins la tuberculose est une maladie qui guérit d'elle-même par la simple cure d'hygiène.

BIBLIOGRAPHIE

Béraneck. — Sur les Tuberculines. *Comptes-rendus de l'Académie des Sciences*, t. CXXXVII n° 21, 23 novembre 1903.

Béraneck. — Une nouvelle Tuberculine. *Revue médicale de la Suisse Romande*, 20 octobre 1909.

Béraneck. — *Congrès International de la Tuberculose*. Paris, 1909.

Bezançon. — *Précis de Microbiologie*. Maison 1910.

Bezançon et Philibert. — Revue critique des nouveaux moyens de diagnostic pratique de la tuberculose. *Journal méd. français*, 7 janvier 1910.

Borrell.— *Société de Biologie*. 7 avril 1909.

Denys. — *Le bouillon filtré du Bacille de la tuberculose dans le traitement de la tuberculose humaine.*

Cailliau. — Tuberculose et tuberculine. *Gaz des hôpitaux*. 1904, page 1,195.

Kuss. — De l'utilité des réactions de foyer dans le traitement des tuberculoses pulmonaires par la tuberculine.

Kuss. — *Société d'Et. Scient. de la tuberc.* 13 mai 1909. *Bulletin médical*. 1909, p. 284-289. Questions pratiques sur la tuberculinothérapie.

Cevey. — *Les tuberculines et le traitement spécifique de la tuberculose*. Paris, Maloine, 1909.

Comptes-rendu de la Société vaudoise de Médecine, 2 décembre 1903, 7 juin 1906.

— de la *Société des Sciences médicales et naturelles de Bruxelles*. 3 mai 1909.

Comptes-rendu de la Société d'Et. Sc. de la tuberculose. 11 juillet 1907.

Revue française de médecine et de chirurgie. 1905, n° 4, page 93.

Presse médicale. — L'action de la tuberculine bovine chez les tub. 10 septembre 1904.

Bulletin Médical. — 1909, p. 585 (Bulletin de l'Etranger. De la résistance naturelle de l'organisme à la tuberculine. M. Von Pirklt. *Deutsche med. Woch.* 10 juin 1909.)

Bulletin Médical. — 1909, p. 855. Bulletin de l'Etranger. La tuberculine dans le traitement des tub. génito urinaires. M. W. Karo. *Munch med. Woch.* 14 septembre 1909.

Bulletin Médical. — 1909, p. 930. (La sous cuti-réaction locale comme mesure des doses thérapeutiques de tuberculine.)

Rénon. — *Bulletin médical.* 1909, p. 539.

— 1909, p. 309.

Rénon. — *Journal médical français.* 15 janvier 1910.

Rénon. — Les Indicat. de la tub. dans la phtisiothérapie. *Bulletin mensuel de la S. d'Et. Sc. de la tub.* 1909, n° 3, p. 45-49.

Le Médecin praticien. — Valeur thérapeutique des tuberculines. Congrès internat. de Washington, 21 septembre, 12 octobre 1908. Résumé du rapport présenté par MM. les Drs Samuel Bernheim et P. Barbier, de Paris.

Sahli. — *Le trait. de la tubercul. par la tuberculine. Mithridatisme antituberculeux.* Tradt. de l'allemand par Guder et Pallard. Paris 1907. Lemoyne, Paris, nouvelle édition 1910.

Maragliano. — *Deutsche med. Woch.* 1906, n° 12.

Wassermann et **Bruck.** — *Berl. klin. Woch.* 1906, n° 43.

Klebs. — *Munch med. Woch.* 1900, n° 49. 1901, n° 4.

Spengler. — *Zeitschrift fur Hygiene,* t. XXVI, 1897.

Nicolle et **Abt.** — *Conception générale des anticorps et de leurs effets.*

Gärtner. — *Société imperio-royale des med. de Vienne.* Novembre 1890.

Lesné et **Dreyfus.** — *Soc. de biologie.* 13 mars 1909.

Jousset. — La méthode opsonique de Wright, ses applications au pronostic de la tuberculose. *Rapport à la Soc. d'Et. sc. de la tuberc.* Mai 1907.

Milhit. — *Les Opsonines*, th. Paris, 1909.

Milhit. — Le Diagn. de la tubercul. *Revue d'Et. sc. de la tub.* juin 1910.

Panisset. — Etudes sur les caract. généraux et les propriétés chimiques et physiolog. de la tuberculine. *Biologie médicale*, n° 5, mai 1909.

Comptes-rendus de la Société médicale de Nancy. 29 novembre 1909.

Revue médicale de la Suisse Romande. 20 octobre 1909.

Lyon Médical. 30 janvier 1910.

Berliner klin Woch. 1909, n° 51.

Gouraud et **Krantz.** — Valeur thérapeutique des tuberculines. *Revue de la tuberc.* n° 3, juin 1909. n° 4, août 1909.

Tulmette. — Les tubercul. et la mesure de leur activité. *6e Congrès internat. de Washington.* Septembre, octobre 1908.

TABLE DES MATIÈRES

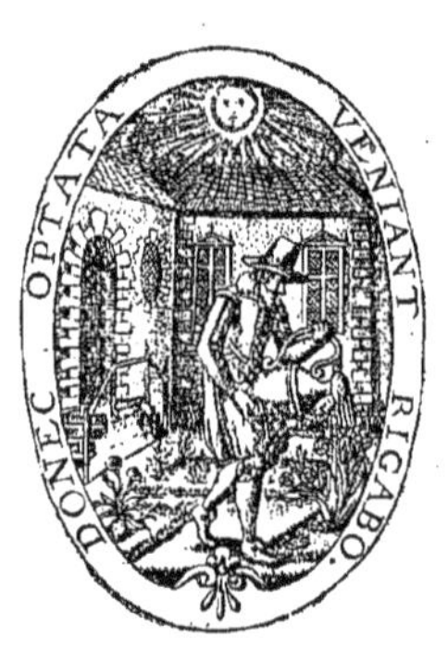

DONEC OPTATA VENIANT RIGABO.

9 782019 254469